Sathvika Ambati
Lakshmana Rao Bathala

Fonética na prótese total

Sathvika Ambati
Lakshmana Rao Bathala

Fonética na prótese total

ScienciaScripts

Imprint
Any brand names and product names mentioned in this book are subject to trademark, brand or patent protection and are trademarks or registered trademarks of their respective holders. The use of brand names, product names, common names, trade names, product descriptions etc. even without a particular marking in this work is in no way to be construed to mean that such names may be regarded as unrestricted in respect of trademark and brand protection legislation and could thus be used by anyone.

Cover image: www.ingimage.com

This book is a translation from the original published under ISBN 978-620-7-64932-7.

Publisher:
Sciencia Scripts
is a trademark of
Dodo Books Indian Ocean Ltd. and OmniScriptum S.R.L publishing group

120 High Road, East Finchley, London, N2 9ED, United Kingdom
Str. Armeneasca 28/1, office 1, Chisinau MD-2012, Republic of Moldova, Europe
Printed at: see last page
ISBN: 978-620-7-67357-5

FONÉTICA

A fala é um fenómeno distintamente humano, que é um sistema de comunicação que utiliza símbolos audíveis e é produzido pela interação de músculos e uma coluna de ar. É uma atividade muito sofisticada, autónoma e inconsciente. No homem maduro, é um padrão neuromuscular habitual aprendido, que faz uso de estruturas anatómicas, concebidas principalmente para a respiração e a deglutição.[1]

A fala é o resultado de cinco processos fisiológicos - respiração, fonação, ressonância, articulação e integração neural. A respiração ocupa um papel importante na produção da fala. O som da fala requer mais ar do que a expiração silenciosa; consequentemente, ajustes subtis no fluxo de ar contribuem para variações do tom e da intensidade da voz. Os controlos estruturais dos sons da fala são as várias articulações ou válvulas feitas na faringe e nas cavidades oral e nasal. Cada som é afetado pelo comprimento, diâmetro e elasticidade do trato vocal e pela localização das
A fonação é realizada durante o ato de expulsão do ar através das cordas vocais. A ressonância tem lugar nas cavidades nasal, oral e faríngea, que são as principais câmaras de ressonância. A articulação é efectuada pelos dentes, a língua, os lábios e o palato, que quebram o som à medida que a corrente de ar sai. Todas estas funções (respiração, fonação, ressonância, articulação) dependem diretamente da função integradora do cérebro humano.

Adicionalmente, é significativo o facto de o mecanismo da fala ser altamente suscetível a doenças degenerativas como a paralisia da língua, lábios, danos nas cordas vocais, perda de dentes, etc. A perda de dentes e estruturas de suporte altera a cavidade articulatória principal e produz um efeito marcante no padrão de fala, proporcional à localização e magnitude das alterações[3].

A língua executa a mecânica real de formar a articulação correcta das palavras dentro da cavidade oral. A língua utiliza os dentes superiores e inferiores como trampolim para catapultar as palavras. Sem uma suavidade equilibrada, o resultado é a irritação. O falante profissional sente a falta[4] de um único dente, com exceção dos terceiros molares, a língua fica sem um instrumento necessário, o que torna a articulação mais difícil. Para um ouvido treinado, a deficiência no mecanismo da fala torna-se rapidamente aparente. A ausência de qualquer dente, especialmente de um molar, pode causar um som sibilante, pois muitas vezes a língua actua como um travão para o excesso de ar na cavidade oral, pressionando as estruturas dentárias superiores ou inferiores. Por conseguinte, quando falta um dente, é mais do que a língua consegue aguentar. O fator primordial é, evidentemente, a importância de uma suavidade relacionada com a cavidade oral, sem espaços intermitentes, para que a língua não sinta qualquer obstrução. Este fator de suavidade pode ser indevidamente ampliado por pessoas muito sensíveis, mas requer as devidas considerações. A ponta da língua possui um sentido tátil extremamente percetível.[4] O incómodo resultante da substituição de uma peça protética, quer seja um inlay, uma obturação ou uma ponte, é capaz de causar um desconforto considerável. Os pônticos que são demasiado espessos e invadem a área da língua têm frequentemente de ser reduzidos para restabelecer a tolerância.

Durante o fabrico de próteses, os três principais factores na construção de próteses completas são a mecânica, a estética e a fonética. Foram feitos progressos consideráveis na melhoria da mecânica e da estética, mas pouco foi feito para melhorar a fonética. A avaliação fonética é frequentemente negligenciada, enquanto se dá mais ênfase a outros elementos-chave, como a estética e a função. Se se pretende que as próteses contribuam eficazmente para as funções da fala, os dentistas devem utilizar os estudos no campo das ciências da fala para aumentar o seu conhecimento clínico do fator fonético na prótese

construção.[5]
A fonética (do grego (phone) "som" ou "voz") é o estudo dos sons físicos da fala humana. Preocupa-se com as propriedades físicas dos sons da fala (fonemas) e com os processos da sua produção fisiológica, receção auditiva e perceção neurofisiológica.[6]

HISTÓRIA

Há muito tempo que os especialistas em acústica avaliam o processo de produção da fala. Em 1900, Alexander Melville Bell conseguiu fazer a primeira representação visual da palavra falada. Seguiu-se-lhe, em 1940, Potter, Kopp & Green, que conseguiram fornecer as bases do método de análise do som com um espetrógrafo, utilizando como parâmetros: frequência, intensidade e tempo. Em 1946, Chiba e Kajiyama estabeleceram as bases da teoria acústica da fala, que foi elaborada a partir de 1960 por Fant.

Silverman MM (1952)[7] sugeriu a utilização do método da fala para medir a dimensão vertical de um doente antes da perda dos dentes naturais restantes, e para reproduzir esta medida em próteses completas numa fase posterior.

Benediktsson E., em 1957, constatou que a perda de um dente na área pré-molar ou molar raramente causa distúrbios fonéticos, mas a perda de dois ou mais dentes na região anterior da arcada geralmente causa problemas de fala[8].

Kessler B (1955) analisou o fator língua e as suas áreas de funcionamento na prótese dentária. Sugeriu que a compreensão da função da língua e da sua área de atuação, tanto na cavidade bucal como no espaço vestibular, é um pré-requisito para alcançar ou aproximar-se da prótese dentária ideal.[9]

Alexander LM, Black JW (1962), no seu artigo intitulado "An approach to prosthodontics through speech science" (Uma abordagem à prótese dentária através da ciência da fala), discutiram a investigação da ciência da fala com significado para a prótese dentária. Referiram que a perda de dentes altera a cavidade articulatória e afecta o padrão de fala do indivíduo.[10]

George C, Lucie L (1973) consideraram as várias dimensões da produção da fala separadamente. Para o efeito, foram avaliadas sete funções relacionadas e a sua importância: Respiração, Fonação, Ressonância, Articulação da fala, Audição, Função neurológica e Comportamento emocional. Concluíram que a condição de cada paciente deve ser cuidadosamente avaliada para que a prótese seja capaz de proporcionar um ambiente ótimo para a sua acomodação e aceitação no sentido de uma fala mais natural.[11]

NEUROFISIOLOGIA

Um mecanismo neuro-fisiológico muito complexo rege a produção da fala. Um grande número de receptores orais mecano-sensíveis (tácteis e cinestésicos) está envolvido no seu controlo motor. Por conseguinte, qualquer tratamento protético terá, mais ou menos, uma influência no desempenho da fala, uma vez que um grande número destas estruturas estará envolvido. [5]

A produção da fala inclui um grande número e sequências de actos motores inatos e aprendidos, produzidos em sequências de 12-16 sons/segundo num comportamento rítmico. Foi levantada a hipótese de que menos área do córtex é necessária para o processamento das habilidades à medida que elas se tornam automáticas. Uma vez automatizado, o controlo da fala passa a estar localizado em determinadas áreas, como o córtex pré-motor e o córtex motor. Para os movimentos precisos executados na produção da fala, o sistema motor piramidal tem o papel principal.[5]

A retroalimentação desempenha um papel dinâmico e flexível no controlo da maioria dos eventos motores, incluindo a sequenciação e a sincronização dos movimentos da fala. Parece haver um tipo subconsciente mas aprendido de reconhecimento de padrões, ou retroalimentação, de informações aferentes utilizadas como guia do gerador de padrões centrais (GPC) e de um programa central. Outras redes neuronais são também muito activas nas rápidas transformações da forma da cavidade oral de uma configuração fixa para outra. As aferências mecano-sensíveis proprioceptivas estabelecerão o tempo de certos aspectos do padrão motor muito rápido e, em sinergia com a informação cortical, gerarão a saída e o ritmo motores finais. Uma coordenação precisa entre os diferentes articuladores é essencial para a produção final do som.

Um pré-requisito para que os sons da fala e a adaptação sejam satisfatórios é um sistema de feedback geral intacto, sendo o feedback auditivo considerado um mecanismo muito importante. Quando existe uma deficiência auditiva,[6] a produção da fala deteriora-se. A adaptação após uma reabilitação oral também pode criar problemas na formação de novas vias neuromusculares. Parece que a adaptação às próteses completas pode ser explicada por um feedback mecânico relacionado com a programação motora da fala. Inicialmente, o utilizador de uma prótese total tenta ultrapassar os problemas relacionados com a nova prótese através da ajuda do feedback auditivo e oro-sensorial durante a função. Ao fim de algum tempo, só o doente se apercebe das dificuldades de articulação que subsistem, muitas vezes relacionadas com determinados sons específicos. O ouvinte (dentista) não é, no entanto, capaz de detetar quaisquer perturbações na produção da fala. [7] Nesta fase, ainda existem estímulos sensoriais das aferências orofaciais para as áreas centrais. Finalmente, se o processo de adaptação prosseguir, o paciente não se aperceberá de quaisquer dificuldades articulatórias ou distorções sonoras devidas à prótese. Novos engramas centrais de produção de fala foram estabelecidos, e ocorre a adaptação e/ou habituação à prótese total.

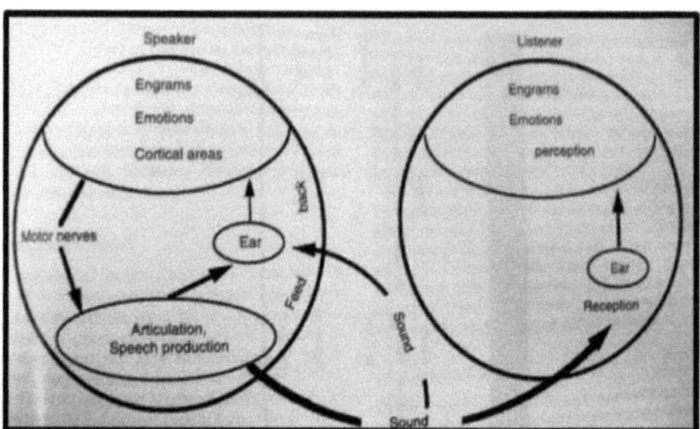

Fig 1: Produção da fala e comunicação

INERVAÇÃO DA FALA

Os principais nervos motores para os músculos da fala são o trigémeo (V^o craniano), o facial (VII° craniano), o glossofaríngeo (IX° craniano), o vago (X^o craniano) e o hipoglosso (XII° craniano). Estes inervam os músculos laríngeos (vago), os músculos do palato mole (divisão mandibular do trigémeo e vago), os músculos faríngeos (glossofaríngeo e vago), os músculos da língua (hipoglosso) e os músculos da periferia da boca (facial) para obter a motilidade, controlar o tónus e, por sua vez, gerar e suportar a pressão[8].

O mecanismo da fala é caracterizado pela motilidade, pela capacidade de exercer pressão, pela capacidade de resistir à pressão e pela capacidade do falante de identificar, através de pressões habituais contra estruturas familiares, as condições para um determinado som. A inervação motora envolvida provém de três vias: a via córtico-bulbar, as vias extra-piramidais e as vias cerebelares.[9] A primeira destas vias, a via córtico-bulbar-córtico-espinhal ou piramidal, permite o controlo consciente de movimentos precisos necessários, por exemplo, na articulação dos sons da fala. Este trato torna-se importante na reaprendizagem dos hábitos da fala para acomodar novas estruturas intra-orais. O trato extra-piramidal também transmite alguns impulsos voluntários, bem como o controlo do tónus muscular, a regulação e inibição de conjuntos de músculos opostos e a coordenação da profundidade da respiração, da tensão das pregas vocais, dos lábios, das bochechas, da língua e das paredes da faringe. A terceira via, do córtex para os músculos da fala, é a cerebelar, a via da coordenação automática. Esta via assume grande parte da fala após a infância até que sejam introduzidas alterações violentas no mecanismo da fala ou no funcionamento do mecanismo. [9]

COMPONENTES DO DISCURSO

Kantner e West dividiram o discurso em 5 componentes

A respiração, a fonação, as ressonâncias, as articulações e as integrações neurológicas, Chierici e Lawson acrescentaram a audição, ou a capacidade de ouvir sons, a esta lista. O desempenho bem-sucedido dessas funções é necessário para a produção de uma fala aceitável.

1. RESPIRAÇÃO:-

Durante a respiração, as inspirações e expirações são aproximadas, iguais em duração e o fluxo de ar é regular e repetitivo. Durante a fala, no entanto, a fase de inspiração é encurtada e a fase de expiração é prolongada e não repetitiva.
No discurso normal, o volume e a pressão do ar expelido são comparáveis aos da respiração vegetativa. O movimento ascendente do diafragma com a contração da cartilagem costal e da musculatura contígua cria uma pressão intrapulmonar superior à pressão atmosférica, permitindo a expulsão do ar dos pulmões. O prolongamento da expiração é conseguido pelo mecanismo de válvulas ao longo dos componentes laríngeo, faríngeo, oral e nasal do trato respiratório; estas válvulas impedem o ar expirado e ajudam a criar sinais de fala. A pressão subglótica é mantida pela elasticidade equilibrada entre a musculatura intercostal inspiratória e a musculatura abdominal expiratória. Se a capacidade vital dos pulmões estiver comprometida, como no enfisema, a fala será percepcionada como "ofegante". As fracas projecções da voz, nestes casos, devem-se à redução do volume e da pressão do ar expirado.[10]

2. FONAÇÃO:-

A laringe constitui o primeiro nível de constrição para o controlo da corrente de ar respiratória. A função primária das cordas vocais é proteger os pulmões e o trato respiratório inferior da inalação de partículas. Este mecanismo requer uma aproximação simples e vigorosa das pregas vocais. A fala, pelo contrário, exige uma multiplicidade de posições, tensões e ciclos vibratórios variáveis e uma coordenação complexa das pregas vocais com outras estruturas. Se as pregas vocais estiverem parcial ou totalmente aduzidas ou fechadas, impedem a expiração do ar. Com um grau de tensão adequado e uma pressão subglótica suficiente, as cordas vocais podem entrar em vibração e, assim, transmitir a fonação à corrente de ar. Enquanto a fonação é essencial para certos sons da fala, outros sinais da fala não requerem fonação, pelo que as pregas vocais estão abduzidas ou abertas. A tensão e a posição das pregas vocais determinam, em parte, a altura do som fonado. Na produção de sons graves, as pregas vocais são relativamente espessas e flácidas.
Nos sons agudos, as margens das pregas aproximadas são finas e tensas. [10]

3. RESSONÂNCIA:-

O som produzido ao nível das pregas vocais não é o sinal acústico final que é percepcionado como fala. Este som é aumentado e modificado pelas câmaras e estruturas acima do nível da glote. A faringe, a cavidade oral e a cavidade nasal actuam como câmaras de ressonância e as estruturas acima do nível da glote. A faringe, a cavidade oral e a cavidade nasal actuam como câmaras de ressonância, amplificando algumas frequências e silenciando outras, refinando assim a qualidade tonal. A faringe, sendo um tubo muscular, funciona como uma excelente câmara de ressonância. Este tubo é formado por 3 músculos intimamente associados, nomeadamente - constritor inferior, médio e superior. Estes músculos são únicos na medida em que partilham inserções comuns, a rafe faríngea medial, mas têm uma origem anterior diferente. Além disso, parece que cada músculo constritor, bem como partes de cada músculo, podem entrar em contacto de forma selectiva. As alterações dimensionais conferidas por esta ação muscular influenciam as características ressonantes da corrente de ar pulsante à medida que emerge da laringe. O mecanismo velofaríngeo proporciona o som e/ou o fluxo de ar entre as cavidades oral e nasal e influencia a qualidade da voz (ou o som básico) que é percepcionado pelo ouvinte. Se o fecho velofaríngeo estiver comprometido, ou se a integridade estrutural ou o tamanho relativo das cavidades oral, faríngea ou nasal tiver sido alterado, a qualidade da voz pode ficar comprometida.[10]

4. ARTICULAÇÃO:-

O som amplificado e ressonado é formulado em fala significativa pelos articuladores, nomeadamente os lábios, a língua, a bochecha, os dentes e o palato, alterando a relação espacial relativa destas estruturas. A língua é considerada o articulador mais importante da fala devido à sua capacidade de efetuar mudanças rápidas no movimento e na forma. A língua pode impedir, restringir seletivamente e canalizar a corrente de ar com um contacto preciso com os dentes e as áreas palatinas, articulando assim o som laríngeo básico, ou a corrente de ar não fonada, numa fala reconhecível. Se as estruturas orais, como a língua, os tecidos moles adjacentes, os maxilares ou os lábios, sofrerem alterações cirúrgicas e/ou neurológicas, a articulação pode ficar comprometida[10].

5. INTEGRAÇÃO NEURONAL:-

A fala é integrada pelo sistema nervoso central, tanto a nível periférico como central. Os movimentos sequenciais e simultâneos necessários ao longo do complexo da fala exigem uma coordenação precisa. As deficiências neurológicas podem comprometer um componente específico do mecanismo da fala, como as pregas vocais, o palato mole ou a língua, ou podem afetar indiretamente todo o sistema da fala. Um acidente vascular cerebral pode comprometer a capacidade do doente para compreender e/ou formular um discurso com significado, mesmo que todas as estruturas utilizadas para produzir a fala estejam anatomicamente dentro dos limites normais. Para além disso, uma deficiência neurológica pode produzir um tipo específico de deformidade da fala. Exemplo: A perda de inervação motora do palato mole pode comprometer a elevação e o fecho velofaríngeo.[10]

6. AUDIÇÃO:-

A audição, ou a capacidade de receber sinais acústicos, é vital para a fala normal. A audição permite a receção e interpretação dos sinais acústicos e permite ao falante monitorizar e controlar a emissão da fala. O desenvolvimento da fala e a subsequente terapia da fala são dificultados em doentes com deficiências auditivas10.

VÁLVULAS FISIOLÓGICAS NA PRODUÇÃO DA FALA

As funções primárias do trato respiratório e digestivo em relação à sua função secundária de produzir e modificar sons podem ser compreendidas reconhecendo que o mecanismo da fala inclui três válvulas fisiológicas principais.

1. Válvula I , a glote
2. Válvula II, a região palatofaríngea
3. Válvula III, o orifício da boca.

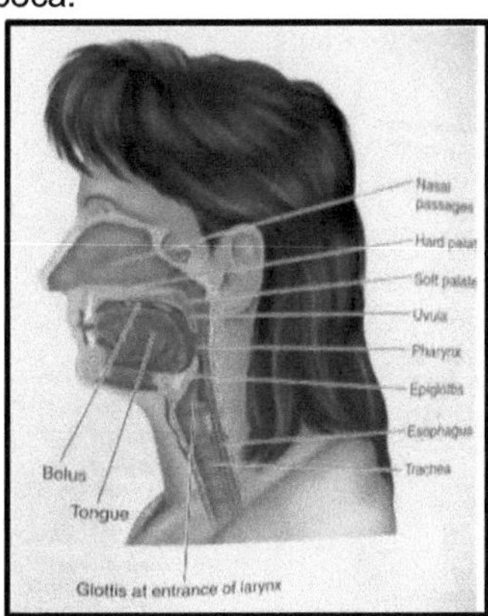

Fig. 2 Válvula fisiológica

1. VÁLVULA FISIOLÓGICA I:-

As verdadeiras pregas vocais da laringe: - O mecanismo vibratório produz tons vocais, e as verdadeiras pregas vocais servem como uma válvula apenas em conexão com os sons da fala que têm tom, ou seja, os sons sonoros, caso contrário, o fluxo de ar de saída passa pela região das pregas vocais sem interferência, como na respiração normal.[11] A válvula mecânica serve para modular o fluxo de ar de saída apenas no caso de sons sonoros. É um gerador de ondas sonoras que permite ao homem comunicar à distância, em contraste com a curta distância através da qual se pode comunicar por sussurro. A laringe, que contém as pregas vocais que servem intermitentemente como valor I durante a fala, é composta por três cartilagens simples e três pares de cartilagens. [11] Ligadas por ligamentos e movimentadas por músculos, a laringe possui um revestimento mucoso que se continua superiormente com a faringe e inferiormente com a traqueia. As cartilagens e os músculos oferecem os meios para aduzir (aproximar) e abduzir (separar) as pregas vocais verdadeiras e para as tensionar (encurtar ântero-posteriormente) e relaxar (alongar ântero-posteriormente) como mostra a figura 3.

As pregas vocais verdadeiras estão casualmente relacionadas com a voz e não com o sussurro. As pregas estão ligadas anteriormente à cartilagem tiroide e posteriormente aos músculos aritenóides. Quando em posição de repouso, como na respiração tranquila, os bordos livres das pregas formam uma abertura angular que tem o seu vértice situado anteriormente e a sua base posteriormente. Quando se pretende emitir a voz, as pregas são aproximadas e o ar é empurrado contra elas a partir de baixo com força suficiente para rebentar os bordos destas pregas elásticas. A sobrecarga de pressão de ar é momentaneamente gasta. A tensão repõe as pregas numa posição fechada. A saída acústica é designada por voz.[12]

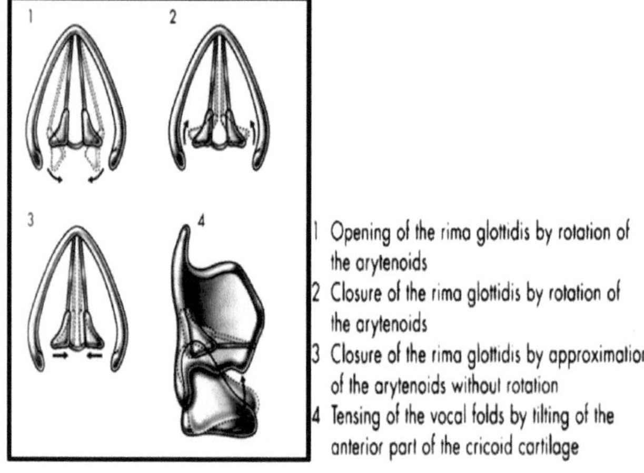

Fig . 3: Momentos das cordas vocais. O contorno quebrado mostra a nova posição das pregas vocais após a contração muscular.

Os músculos que controlam as pregas vocais dividem-se em duas classes

a. Os que se encontram no próprio órgão (intrínsecos) e
b. Os que actuam a partir do exterior (extrínsecos).

Os músculos intrínsecos têm duas funções principais

1. Para aduzir e abduzir as pregas
2. Regular o grau de tensão e o comprimento das mesmas.

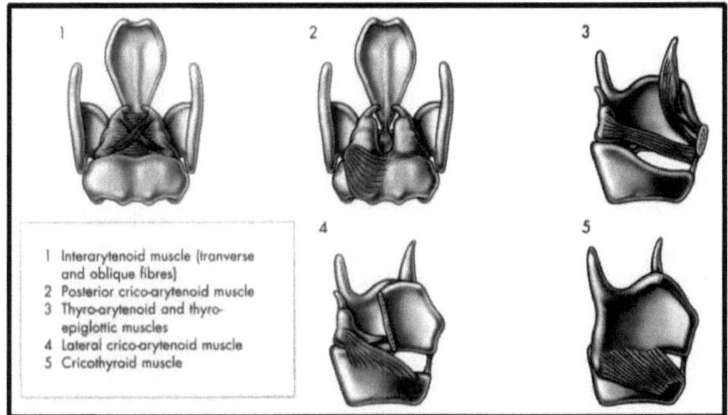

Fig 4: Músculos intrínsecos da laringe

Os músculos que abrem a rima glótica são os crico-aritenóides posteriores. Eles estão ligados às superfícies posteriores das cartilagens aritenoide e cricoide. Assim, podem rodar as cartilagens aritenoides lateralmente e separar as cordas vocais verdadeiras.[12]

O encerramento da rima glótica é afetado pelo músculo aritenóideo e pelo músculo crico-aritenóideo lateral. Estes rodam o músculo aritenóideo medialmente e fazem com que as pregas vocais verdadeiras sejam aproximadas. O músculo das aritenóides estende-se das superfícies posterior e lateral de uma cartilagem aritenoide à superfície correspondente da outra. Estes músculos aproximam as cartilagens aritenóides, estreitando consequentemente a rima glótica. O músculo mais importante utilizado no alongamento e tensão das pregas vocais verdadeiras é o cricotireóideo13.

As pregas vocais são relanadas e encurtadas pelo músculo tireoaritenóideo. Os **músculos extrínsecos (acessórios)** actuam sobre a laringe como um todo, ligando a laringe ao osso hioide, ao esterno, à língua e à faringe. Por meio destes músculos, a laringe pode ser elevada, deprimida e inclinada.

2. VÁLVULA FISIOLÓGICA II:-

Região palatofaríngea: - A faringe é constituída principalmente por uma banda constritora de músculos largos e planos que se inserem numa rafe mediana ao longo da sua parede posterior. A faringe pode ser dividida arbitrariamente em três partes (como mostra a Fig. 5)

1. **A faringe nasal** é uma continuação posterior da cavidade nasal; é limitada inferiormente pelo palato mole e termina ao longo da parede posterior da faringe perto do atlas (1ª vértebra cervical). A sua única função é respiratória[14].

2. **A faringe oral** é uma continuação, inferiormente, da faringe nasal para a faringe laríngea, ou seja, aproximadamente ao nível do osso hioide. As suas funções são respiratórias e digestivas.

3. **A faringe laríngea** é a porção inferior da faringe. Estende-se inferiormente a partir da faringe oral e termina no esófago, aproximadamente ao nível da sexta vértebra cervical. A sua função é estritamente digestiva. O valor palato-faríngeo situa-se na região em que os tractos respiratório e digestivo se cruzam (istmo faríngeo). Tanto no ato da deglutição como na fala, esta valência divide a faringe em cavidades naso-faríngea e oro-faríngea. O fecho principal é afetado pelo movimento do palato mole em contacto com a parede posterior da faringe...[14]

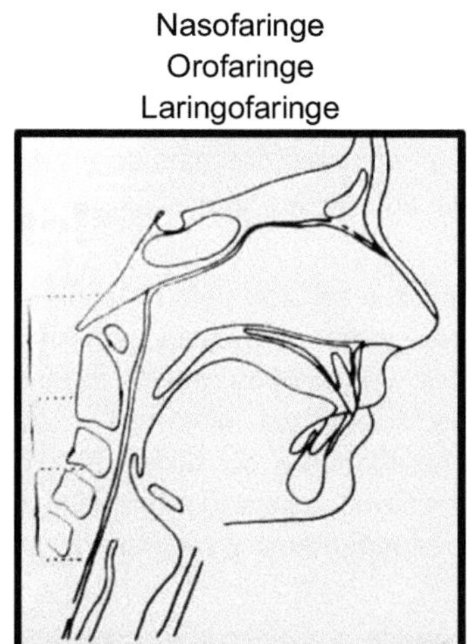

Fig. 5: Imagem esquemática das diferentes válvulas e articuladores

3. VÁLVULA FISIOLÓGICA III:-

A boca: - A boca é uma válvula complicada, capaz de fazer muitas mudanças, tanto na capacidade como no tamanho dos orifícios. Ela é modificada por muitos articuladores, sendo o principal deles a língua.[15]

As três válvulas fisiológicas servem para formar uma série de válvulas articulatórias mais específicas, tais como

1. Lábio mandibular contra o lábio maxilar.
2. Lábio mandibular contra os dentes maxilares.
3. A ponta da língua contra o rebordo alveolar, etc.

Estas válvulas são formadas por intrusões momentâneas de algum segmento das válvulas fisiológicas no trajeto da corrente de saída.

CONSOANTES INGLESAS

ARTICULAÇÃO CONSONANTAL

As consoantes são classificadas, de acordo com o tipo de articulação, em paradas, fricativas, africativas e desvios de fluxo de ar.

1. Paradas :- Caracterizam-se pela paragem e libertação súbita da corrente de ar e requerem a oclusão completa dos articuladores envolvidos; as plosivas P e B são produzidas pelo fecho dos lábios para permitir a acumulação momentânea da corrente de ar, seguida de uma libertação súbita e explosiva, e os sons t & d são produzidos pelo contacto da língua com o palato duro para parar a corrente de ar antes de a libertar subitamente; e os sons K são produzidos pela língua e pelo palato mole que fecham a cavidade oral ao mesmo tempo que o palato mole e a faringe fecham a cavidade nasal para parar a corrente de ar antes da libertação da plosiva.[16]

2. Fricativas: - São produzidas pelo fluxo de ar sendo forçado através de articuladores frouxamente fechados ou de uma passagem estreita. No caso das labiodentais f e v, o lábio inferior articula-se com os dentes anteriores superiores para restringir a corrente de ar. O "th" linguo-dental é produzido pela articulação incompleta dos incisivos maxilares com o lábio inferior para construir a corrente de ar. As sibilantes s, z, zh, sh são produzidas pela articulação da lâmina da língua com os aspectos laterais do palato duro, permitindo que a corrente de ar seja forçada através do sulco criado no ápice da língua.[16]

3. As Africativas:- j e ch são produzidas por uma combinação de paragem e fricção, realizada pela articulação da língua e do palato duro anterior.[16]

4. Desvios:- Da corrente de ar é caracterizada pela paragem num ponto para permitir a fuga noutro. O m nasal é produzido pela oclusão dos lábios para selar a cavidade oral e permitir a emissão pelo nariz. O n nasal é produzido pela articulação da língua e do palato duro, fechando a cavidade oral enquanto o som sai pela cavidade nasal. O ng nasal é produzido pela articulação da língua e do palato mole, fechando a cavidade oral para permitir a emissão nasal. Para o "l" lateral, o ápice da língua oclui a porção anterior da cavidade oral, enquanto o som escapa pelas porções laterais.[16]

CONSOANTES INGLESAS: - SUA POSIÇÃO E MODO DE PRODUÇÃO

A produção das consoantes inglesas envolve as seis válvulas seguintes

1. Bilabial
2. labiodentária
3. Linguodentária
4. Lingeoalveolar
5. Linguopalatal
6. Linguovelar

Das seis válvulas acima referidas, cinco são afectadas pela posição dos dentes
I. **Sons bilabiais:** - Os sons b, p e m são produzidos pelo contacto dos lábios (como mostra a Fig. 6). O apoio insuficiente dos lábios pelos dentes e/ou pela base da dentadura pode fazer com que estes sons sejam defeituosos. Assim, a posição ântero-posterior dos dentes anteriores e a espessura do rebordo labial podem afetar a produção destes sons, tal como uma dimensão vertical de oclusão (DVO) incorrecta ou o posicionamento dos dentes que impeça o fecho labial adequado podem influenciar estes sons.[17]

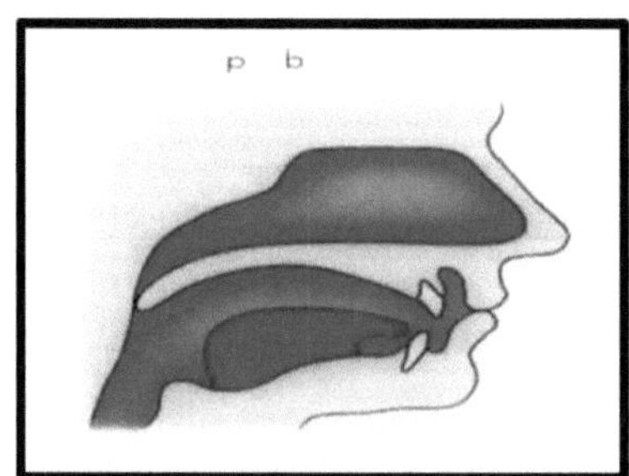

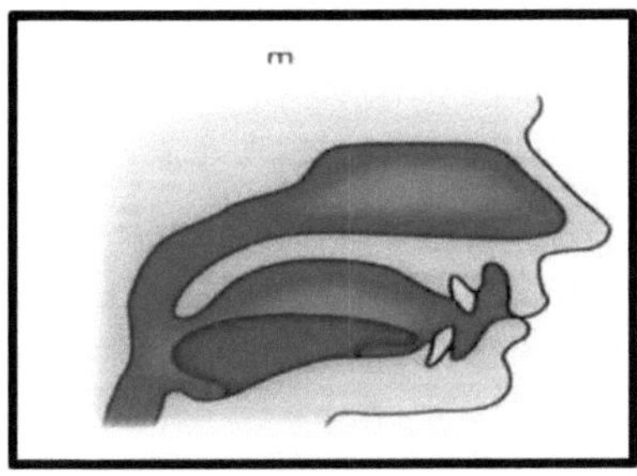

Fig. 6: Sons bilabiais

II.

III. **Sons Labio-dentais:** - Os sons labio-dentários f e v são produzidos entre os incisivos superiores e o centro labio-lingual no terço posterior do lábio inferior (como mostra a Fig.7). Se os dentes anteriores superiores forem demasiado curtos (colocados demasiado para cima), o som do V será mais parecido com um 'f'. Se os dentes superiores tocarem a face labial do lábio inferior enquanto estes sons são feitos, os dentes superiores estão demasiado recuados na boca. Nesta situação, a relação do interior do lábio inferior com as superfícies vestibulares dos dentes deve ser observada enquanto o doente está a falar. Se o lábio inferior se afastar dos dentes inferiores durante a fala, é muito provável que os dentes anteriores inferiores estejam demasiado recuados na boca. Se, por outro lado, as impressões das superfícies vestibulares dos dentes anteriores inferiores são feitas na membrana mucosa do lábio inferior, ou se o lábio inferior tende a levantar a prótese inferior, os dentes inferiores estão provavelmente demasiado para a frente, o que significa que os dentes superiores também estão demasiado para a frente.[17]

Se os dentes anteriores superiores estiverem muito recuados na boca, entrarão em contacto com a face lingual do lábio inferior quando os sons f e v forem emitidos. Isto também pode ocorrer se os dentes anteriores inferiores estiverem demasiado para a frente em relação ao rebordo residual inferior.

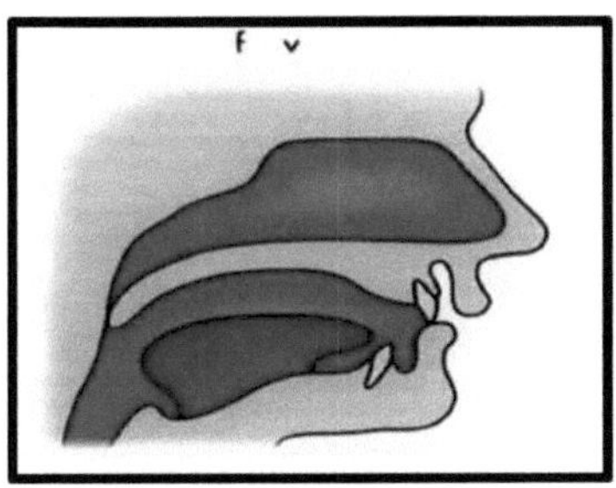

Fig. 7: Sons labio-dentários

15

IV.Sons Linguodentais:-

Os sons dentários (ex. Th) são feitos com a ponta da língua estendendo-se ligeiramente entre os dentes anteriores superiores e inferiores (como mostra a Fig. 8). Na verdade, este som é feito mais perto do alvéolo (a crista) do que da ponta dos dentes. A observação cuidadosa da quantidade de língua que pode ser vista com as palavras - este, aquele, estes e aqueles fornecerá informações sobre a posição labio-lingual dos dentes anteriores. [18] Se cerca de 3mm da ponta da língua não for visível, os dentes anteriores estão provavelmente demasiado para a frente, ou pode haver uma sobreposição vertical excessiva que não permite espaço suficiente para a língua se projetar entre os dentes anteriores. Se mais de 6 mm da língua se estender para fora entre os dentes quando esses sons são feitos, os dentes estão provavelmente demasiado linguais.

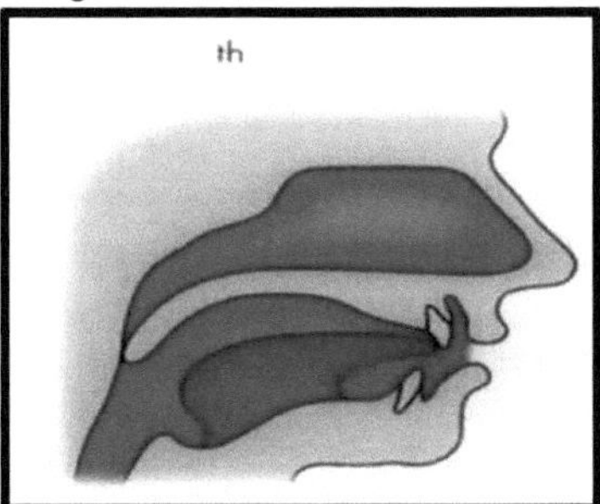

Fig. 8: Sons linguodentais

V. Sons Linguoalveolares:-

Os sons alveolares (ex.: t, d, s, z, v & l) são feitos com a válvula formada pelo contacto da ponta da língua com a parte mais anterior do palato (o alvéolo) ou com as faces linguais dos dentes anteriores (como mostra a Fig. 9). As sibilantes (sons agudos) s, z, sh, ch & j (sendo ch & j as africativas) são sons alveolares, porque a língua e o alvéolo formam a válvula de controlo.[19] As observações importantes quando estes sons são produzidos são a relação dos dentes anteriores entre si. Os incisivos superiores e inferiores devem aproximar-se, mas sem se tocarem. Uma frase como "fui à igreja ver o juiz" fará com que o paciente use esses sons críticos, e a posição relativa das bordas incisais fornecerá uma verificação do comprimento total dos dentes superiores e inferiores (incluindo sua sobreposição vertical).

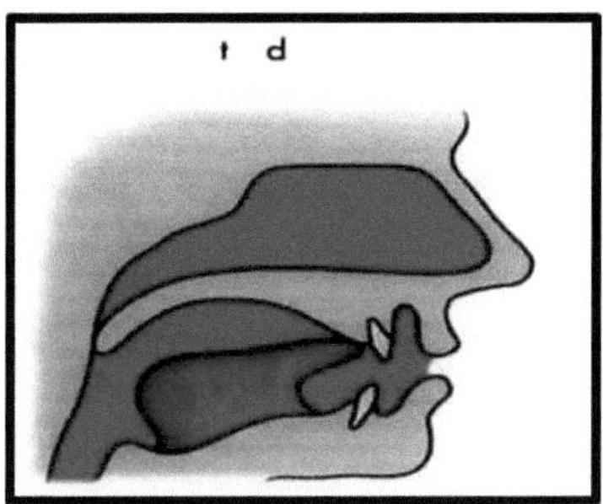

Fig. 9: Sons linguoalveolares

O SOM DO "S

Do ponto de vista dentário, o som S é o mais interessante. Isto deve-se ao facto de a sua articulação ser principalmente influenciada pelos dentes e pela parte palatina da prótese maxilar (como mostra a Fig. 10). A experiência clínica sugere que o s e o t podem causar a maioria dos problemas sugere que o s e o t podem causar a maioria dos problemas num contexto protético. Em quase todas as línguas do mundo, o S é um som comum na fala. A variação interindividual nos pormenores articulatórios pode ser grande devido à variação individual na forma e tamanho dos dentes, palato, maxilar inferior e língua. No entanto, as seguintes propriedades fonéticas são comuns a todos os sons s.[20]

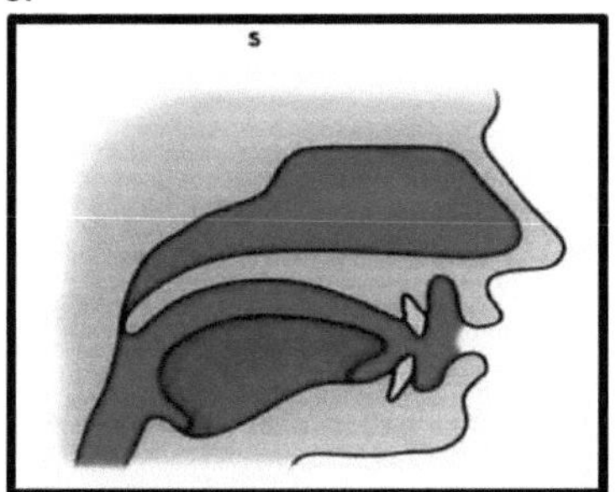

Fig. 10: Som de "S

Características linguopalatais e articulatórias

1. A ponta da língua é colocada muito para a frente, aproximando-se mas nunca tocando os incisivos frontais superiores.

2. O sulco sagital é feito na parte frontal superior da língua, com uma pequena área de secção transversal.

3. O dorso da língua é plano.

4. Normalmente, a mandíbula move-se para a frente e para cima, com os dentes quase em contacto.[21]

Características auditivas

1. O som é bastante alto, com uma qualidade ligeira e sibilante (aguda).

O som S pode ser considerado um som de fala dental e alveolar porque é produzido igualmente bem com posições de língua muito diferentes, mas pode haver algumas variações mesmo atrás do alvéolo. A maioria das pessoas produz o som de S com a ponta da língua contra o alvéolo na área das rugas, mas com um pequeno espaço para o ar escapar entre a língua e o alvéolo. O dorso anterior da língua forma um sulco estreito perto da linha média, com uma secção transversal de cerca de 10 mm2. O tamanho e a forma deste pequeno espaço determinam a qualidade do som. Parte do som sibilante é gerado quando os dentes são atingidos por um jato de ar concentrado. Se a abertura for demasiado pequena, o resultado será um assobio. Se o espaço for demasiado largo e fino, o som S será desenvolvido como sh, algo semelhante a um ceceio. A causa frequente de assobios indesejáveis com dentaduras é uma forma de arco posterior demasiado estreita.[22]

A criação de um s agudo requer precisão do sistema de controlo neuromuscular, para a criação da ranhura e a direção do jato de ar. Mesmo pequenos desvios de apenas 1 mm influenciam a qualidade. Por exemplo, se a ponta da língua tocar nos dentes frontais superiores, o resultado será um som de ceceio.

VI.Linguovelar sons:-

Os sons verdadeiramente palatais (por exemplo: year, she, insion e onion) apresentam menos problemas para as próteses. Os sons velares (k, g e ng) não têm qualquer efeito nas próteses, exceto quando a extensão do selo palatal posterior invade o palato mole.[23]

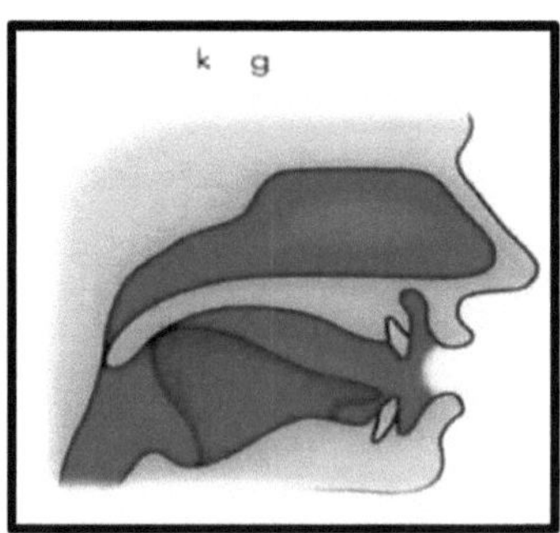

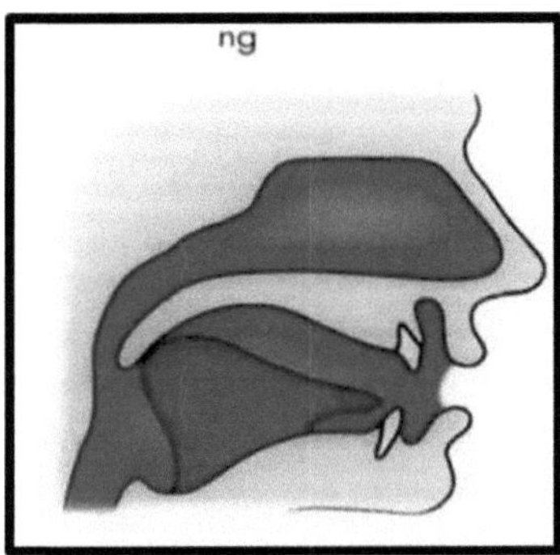

Fig. 11: Sons linguoalveolares

FUNÇÃO VELOFARÍNGEA

A hipernasalidade e a diminuição da inteligibilidade da fala podem resultar de defeitos congénitos ou adquiridos do mecanismo velofaríngeo. Os défices velofaríngeos podem resultar de malformações congénitas (como a fenda palatina), aberrações do desenvolvimento (como um palato duro ou mole curto ou uma nasofaringe profunda), défices neurológicos adquiridos ou ressecção cirúrgica de doença neoplásica24.

CLASSIFICAÇÃO E ETIOLOGIA

As deficiências velofaríngeas podem ser classificadas com base na fisiologia e/ou na integridade estrutural. Insuficiência palatal e incompetência palatal. A insuficiência palatal refere-se a doentes com comprimento inadequado do palato duro e/ou mole para afetar o encerramento velofaríngeo, mas com movimento dos restantes tecidos dentro dos limites fisiológicos normais. O defeito é secundário a uma limitação estrutural. Os doentes com aberrações congénitas e de desenvolvimento e com defeitos adquiridos do palato mole enquadram-se nesta classificação. A incompetência palatal refere-se a doentes com estruturas velofaríngeas essencialmente normais, mas o mecanismo intacto é incapaz de afetar o encerramento velofaríngeo. Pacientes com doenças neurológicas, como poliomielite bulbar ou miastenia gravis, ou déficits neurológicos secundários a acidentes vasculares cerebrais ou traumatismos cranianos fechados estão incluídos nessa categoria. 26

Considerações gerais

O mecanismo velofaríngeo é uma válvula precisamente coordenada, formada por vários grupos musculares. Em repouso, o palato mole desce para baixo, de modo a que a faringe oral e a nasofaringe estejam abertas e acopladas, permitindo uma respiração normal através das vias nasais. Classicamente, quando é necessário o encerramento velofaríngeo, o terço médio do palato mole arqueia para cima e para trás para contactar a parede posterior da faringe ao nível ou acima do plano palatino. As paredes laterais da faringe movem-se medialmente para contactar as margens do palato mole ao nível ou ligeiramente abaixo do nível do torus tubarius, e a parede posterior da faringe pode mover-se anteriormente para facilitar o contacto com o palato mole elevado. O fechamento velofaríngeo completo, ou quase completo, é necessário para a deglutição normal e para a produção de alguns sons da fala, como as plosivas.[27] Para outros fonemas, como vogais e consoantes nasais, a porta velofaríngea estará aberta em graus variados.

Métodos de avaliação anteriores

Estudos aerodinâmicos e de fluxo de ar, análise radiográfica em plano lateral e frontal, análises espectrográficas e de coordenação, observação direta através de grandes defeitos faciais, instrumentação para   observação oral direta, estudos estudos videofluoroscópicos e nasoendoscópicos, dissecções mais anatómicas, análise electromiográfica e inervação neurológica. [28]

Métodos actuais de avaliação

Muitos estudos actuais têm utilizado técnicas de videofluoroscopia de múltiplas vistas, endoscopia nasal e registo do fluxo de ar nasal oral para estudar a fisiologia do complexo velofaríngeo durante as funções de fala e não-fala. Vários estudos combinaram mais de um desses métodos de avaliação. Estas metodologias são

ANATOMIA E FISIOLOGIA

A anatomia e a fisiologia do mecanismo velofaríngeo serão descritas dividindo a descrição nos seguintes componentes anatómicos: o palato mole, a parede posterior da faringe e as paredes laterais da faringe.

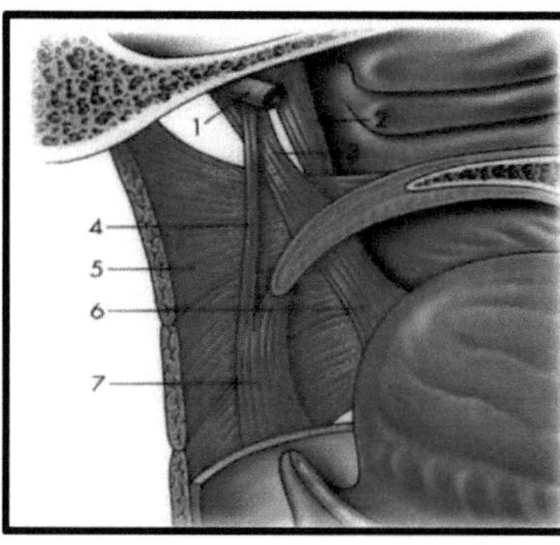

Fig. 12: Músculos do palato mole

1 Inferior laryngeal artery
2 Oesophagus
3 Inferior constrictor muscle
4 Superior laryngeal artery
5 Internal laryngeal nerve
6 Middle constrictor muscle
7 Stylopharyngeus muscle
8 Glossopharyngeal nerve
9 Superior constrictor muscle
10 Levator veli palatini muscle
11 Auditory tube
12 Pterygomandibular raphe
13 Buccinator muscle
14 Stylohyoid ligament
15 Recurrent laryngeal nerve

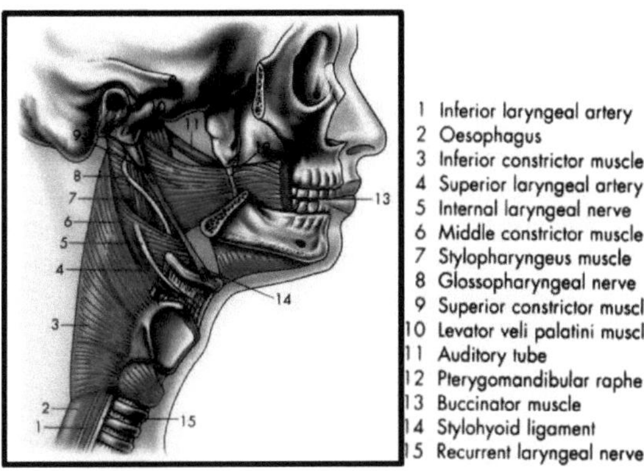

Fig. 13: Vista lateral da faringe

I Laryngopharynx
II Oropharynx
III Nasopharynx

1 Piriform fossa with internal laryngeal nerve beneath mucosa
2 Inlet of larynx
3 Tongue
4 Uvula
5 Palatopharyngeus muscle
6 Auditory tube
7 Salpingopharyngeus muscle
8 Levator veli palatini muscle
9 Superior constrictor muscle
10 Middle constrictor muscle
11 Thyropharyngeal part of inferior constrictor muscle
12 Thyroid lamina (posterior border)
13 Cricopharyngeal part of inferior constrictor muscle
14 Oesophagus
15 Trachea

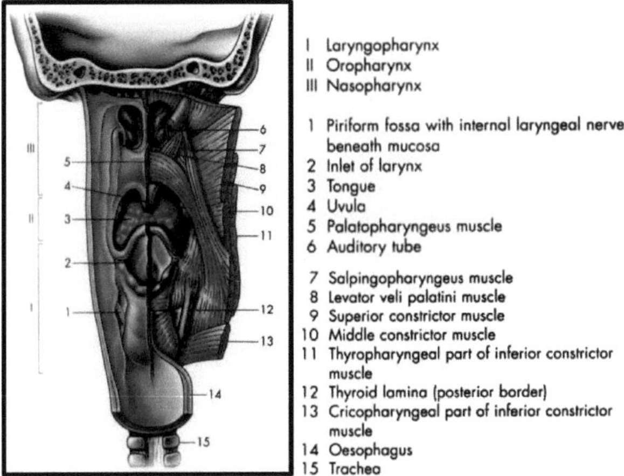

Fig. 14: Vista interna da faringe

PALATO SUAVE

Posição e movimento

A posição e o movimento do palato mole, em relação à faringe, alteram-se com a idade. Ao nascimento e pouco depois, o palato mole em repouso é aproximadamente paralelo ao teto da faringe, de modo que a nasofaringe superior é apenas uma fenda estreita. O fechamento do mecanismo velofaríngeo é realizado essencialmente por um movimento superior inferior do palato mole. À medida que o crescimento ocorre na área da faringe e os tecidos adenoidais regridem, o movimento do palato mole assume a caraterística elevação anterior posterior exibida pela maioria dos adultos. [30]

O fecho da velofaringe está ligeiramente abaixo do nível do plano palatino até aos 8 anos de idade, e está consistentemente acima do nível do plano palatino a partir daí. A extensão do fecho do palato mole com a parede posterior da faringe varia com a posição da cabeça. Uma posição de cabeça estendida resulta numa nasofaringe mais profunda do que quando a cabeça é mantida no plano de Frankfort. **McWilliams (1969)**, num estudo radiográfico de 101 crianças com fendas palatinas reparadas, verificou que a parede posterior da faringe era significativamente reduzida quando a cabeça estava numa posição estendida. [31]

O padrão de movimento do palato mole varia entre homens e mulheres. Este estudo revelou que o palato mole era mais longo, a elevação era maior, a quantidade de contacto com a faringe posterior era menor e o ponto inferior de contacto com a parede posterior da faringe era consistentemente maior nos homens do que nas mulheres. [32]

Eminência Velar e Musculus Uvulae

Enquanto todo o palato mole aumenta em comprimento durante o fechamento, os dois terços posteriores demonstram um maior grau de alongamento e espessamento significativo. Vários investigadores notaram um espessamento longitudinal central ou uma elevação da superfície nasal do palato mole que foi denominada eminência velar.

O músculo das úvulas é responsável pela eminência velar, que contribui para o alongamento velar, e é essencial para o fecho velo-faríngeo normal. Este músculo emparelhado é o único músculo intrínseco do palato mole. [33]

Cada um dos dois feixes do músculo da úvula tem sua origem na aponeurose palatina tendinosa, que é posterior ao palato duro e anterior à inserção do músculo levantador do véu palatino. Os feixes convergem acima e em ângulos rectos em relação à banda do músculo elevador do véu palatino, redividem-se e inserem-se na membrana basal e no tecido conjuntivo da úvula. A maior parte da úvula é constituída por tecido glandular intercalado com fibras musculares.

O elevador fornece a força com a contração e eleva o palato mole. Ao mesmo tempo, o músculo uvular contrasta para preencher o espaço central entre o palato mole, as paredes laterais da faringe e a parede posterior da faringe ao longo do terço central da superfície nasal do palato mole. A contração do músculo uvular é considerada essencial para os indivíduos que apresentam qualquer padrão circular de fechamento34.

Enquanto todo o palato mole aumenta em comprimento durante o fechamento, as porções central e posterior demonstram um grau proporcionalmente maior de alongamento junto com o espessamento. Este alongamento durante o fechamento tem sido chamado de estiramento velar. A quantidade de alongamento velar parece estar relacionada à tarefa e/ou variáveis anatômicas ou funcionais associadas às estruturas envolvidas no fechamento. [34]

Levator Veli Palatini e outros músculos

Os músculos Levator Veli Palatini são responsáveis pela elevação do palato. Enquanto os músculos levantadores do véu palatino fornecem a força para a elevação do palato, o posicionamento finito do palato mole pode estar sob o controlo de vários outros músculos que actuam de forma recíproca com o levantador. [35]

Foi observada uma interação consistente entre o elevador, o palatoglosso e o palatofaríngeo. Se o elevador se contraísse com força, o palatoglosso e o palatofaríngeo também se contraíam com força. O inverso também foi verdadeiro. O palatoglosso e o palatofaríngeo criam uma tração descendente para o palato mole e opõem-se à contração ascendente do elevador. Portanto, o elevador deve contrair-se do elevador. Por conseguinte, o elevador deve contrair-se com mais força se o palatoglosso e/ou o palatofaríngeo contactarem com força. A importante função do palatoglosso e do palatofaríngeo na fala é auxiliar no posicionamento da língua e da faringe. [36] Se o palatoglosso se contrai para auxiliar na elevação da língua e/ou o palatofaríngeo se contrai para restringir a faringe, o levantador do véu palatino deve aumentar sua força de contração proporcionalmente para atingir a elevação velar desejada. Assim, existe uma relação recíproca entre os três músculos no posicionamento do palato mole e da língua. Como o constritor mais superior precisa de mais investigação. Uma vez que as fibras mais superiores do constritor superior se inserem no palato mole, Kuehn especulou que estas fibras musculares podem ajudar as úvulas musculares a puxar ou esticar o véu palatino posteriormente. Estas relações musculares recíprocas ajudam a explicar a inter-relação entre a posição da língua (ou fecho velofaríngeo) e a fala. A postura e o movimento da língua podem diferir com a incompetência ou insuficiência velofaríngea.

Esses pacientes geralmente apresentam uma posição mais posterior e superior da língua durante a fala. Warren considerou que uma posição alta da língua aumentaria a resistência do trato vocal em pacientes com deficiência velofaríngea. Esses pesquisadores consideraram que essa postura compensatória da língua auxiliava na elevação do palato mole, mas também contribuía para a articulação defeituosa relatada nesses pacientes.[37]

Parede posterior da faringe

Em 1863 e 1869, Gustof Passavant descreveu um "rolo cruzado" horizontal na parede posterior da faringe que ocorria durante a fala e a deglutição em pacientes com fenda palatina. Este abaulamento para a frente, correspondente ao nível do atlas, foi designado por crista ou almofada de Passavant. Este rolo cruzado pode variar desde um ligeiro abaulamento para a frente da parede posterior da faringe até um rolo muito distinto que se estende horizontalmente através da parede posterior da faringe para se misturar com o movimento mediolateral das paredes laterais da faringe. Na sua forma proeminente, a almofada de Passavant pode estender-se para a frente e superiormente até 5 mm em ambas as direcções. A crista de Passavant serve como um guia para a colocação correcta da prótese obturadora do palato mole.[38]

Até que ponto é que a crista de Passavant contribui para o encerramento velofaríngeo? Este ponto é discutível. Calnan relatou que a crista de Passavant variava em localização, tendia a estar localizada abaixo do nível de fechamento palatino, contraía-se lentamente e de forma descoordenada, e tendia a fatigar-se facilmente. Concluiu que contribuía pouco para o fechamento velofaríngeo.[39]

Que músculos são responsáveis pelo movimento da parede posterior da faringe? Este ponto também é discutível. As paredes laterais e posteriores da orofaringe e da nasofaringe são compostas por fibras musculares do músculo constritor superior em forma de leque. O músculo constritor superior tem sua origem ao longo da rafe pterigomandibular e da tuberosidade da maxila, e suas fibras seguem posterior e horizontalmente para se inserir e se anastomosar com sua contraparte na aponeurose na linha média da parede posterior da faringe tanto da orofaringe quanto da nasofaringe. Os componentes anatómicos da crista de Passavant têm sido debatidos, uma vez que as fibras da O músculo faringopalatino foi encontrado para se misturar com os do constritor superior. Calnan especulou que era o faringopalatino que compunha a crista de Passavant. Outros acreditam que as fibras do constritor superior formam essa configuração incomum e são responsáveis pelo movimento anterior apresentado pela parede posterior da faringe[39].

As paredes laterais da faringe

O movimento lateral da parede faríngea é essencial para que a fala normal seja alcançada com obturação protética ou reconstrução cirúrgica. O movimento lateral da parede faríngea é difícil de avaliar porque a cobertura do palato mole impede a observação oral direta e as projecções radiográficas laterais não revelam o movimento lateral da parede faríngea, a menos que a cabeça seja estendida posteriormente com os doentes em posição supina. Beumer observou e fotografou o mecanismo velo-faríngeo de 2 pacientes através de grandes defeitos faciais. Ele traçou os movimentos da parede lateral durante a fala e a deglutição a partir de filmes cinematográficos e concluiu que os movimentos da parede lateral eram um componente essencial do fechamento. Após a colocação de um obturador ou de um procedimento de retalho faríngeo, os tecidos faríngeos adjacentes demonstram um aumento do movimento. A base fisiológica para esse fenômeno ainda não foi completamente explicada. [40] Outras formas de estimulação do mecanismo velo-faríngeo, como exercícios musculares, terapia da fala e estimulação eléctrica, não têm sido eficazes na demonstração de um aumento sustentado dos movimentos faríngeos, levando a uma melhoria da fala.Os músculos que contribuem para o movimento das paredes laterais da faringe, a direção do movimento das paredes laterais e o nível lateral de encerramento velo-faríngeo continuam a ser pontos de discórdia. O músculo levantador do véu palatino tem sua origem lateral ao tórus tubário, sem ligação com a tuba auditiva. O levantador segue para baixo, para frente e medialmente, e se insere no terço central do palato mole. [41] Parece que o palato-faríngeo contribui pouco para o movimento medial e posterior das paredes laterais da faringe. Sua principal função é mobilizar a laringe e estreitar a faringe durante a fala e a deglutição. Dickson considerou que, no adulto, as fibras do palato-faríngeo estão tão entrelaçadas com o constritor superior que a análise da função e dos limites do palato-faríngeo é difícil de delinear.

O LÍNGUA

A língua é o principal articulador da fala, e aprender a sua posição para um determinado som é a chave para a aprendizagem da fala. Para dividir o seu papel na fala, o dorso da língua é dividido numa porção posterior, que se aproxima do palato mole, e numa porção anterior, que se aproxima do palato duro, sendo os lados referidos como lâmina da língua e o ápice chamado ponta da língua, ou ápice.[42]

Para pronunciar o "a", o dorso da língua é arqueado, com a lâmina em contacto com o rebordo alveolar e a ponta apoiada atrás dos incisivos inferiores. A posição para o "e" é essencialmente a mesma, exceto que o dorso é arqueado um pouco mais alto, com a lâmina em contacto mais forte com o rebordo alveolar e a ponta ligeiramente levantada. Para pronunciar o "i", a língua é puxada para trás com o dorso achatado no início do som, mas eleva-se para a posição de "e" para a conclusão. Para pronunciar o "U", a língua assume primeiro a posição de "e" e depois enche-se para trás com o dorso achatado para a segunda parte do som. Para o 'o' a língua está na sua posição mais achatada e mais baixa, sem contacto palatal.[43]

Classificação funcional da língua

A gama de trabalho da língua móvel varia consoante o indivíduo. Por isso, a classificação e o conhecimento das condições que causam as variações são indicados. O grau de atividade e a variação do tipo funcional sugerem a seguinte classificação

1. A língua profissional.
2. A língua imóvel
3. A língua normal
4. A língua habitual.

O termo "língua profissional" foi selecionado para se aplicar às pessoas cujas actividades exigem uma maior ação da língua. Isto inclui juristas, professores, conferencistas e pregadores. O aumento da força de posicionamento muscular desenvolvido será doravante designado por "movimentos de potência da língua".[44]

A "língua imóvel" está no extremo oposto da classificação. Nestes doentes, como resultado de uma atividade limitada, devido a lesão, deformidade ou timidez indevida, existe uma língua passiva. Um exemplo é a anquiloglossia. A "língua normal" existe entre estes dois extremos e refere-se ao tipo de função da língua em pessoas que apresentam um desenvolvimento normal ou médio. Estes casos são bem acolhidos pelo protésico, uma vez que fornecem uma gama de limites para efetuar uma reabilitação desejável.[45]

O alinhamento dos dentes deve ser efectuado sem invadir o espaço funcional da língua. A base da língua é frequentemente "enganchada" pelos segundos molares inferiores. Este fator é uma causa de dentaduras inferiores instáveis que merece ser reconhecida. O posicionamento dos segundos molares inferiores nas próteses completas deve ser efectuado sem que a língua fique presa. Nalguns casos, a inserção de um aparelho fixo ou de uma prótese parcial removível causará uma laceração imediata da língua de vários graus. O problema traumático nas línguas ocupacionais tem um prognóstico favorável com o reconhecimento precoce e o ajuste adequado ao problema. A observação confirma o facto de que a laceração da língua raramente resulta da interferência funcional da língua em dentaduras completas, pois o movimento de força da língua é capaz de deslocar as dentaduras interferentes, escapando assim à lesão. O valor da interferência das margens dos flanges sobre a língua está no facto de se conseguir uma melhor estabilidade funcional da prótese. A reação da língua à interferência com impulsos de força por dentaduras parciais removíveis ou pontes fixas apresenta um quadro diferente. A incapacidade da língua de escapar ou deslocar os aparelhos resulta em irritação ou trauma repetidos. O grau de lesão é proporcional à duração do tempo e à intensidade da interferência.[46]

A "língua habitual" é o termo escolhido para descrever os movimentos de força perturbadores desenvolvidos pelo hábito, excluindo o arqueamento da língua para ajudar a reter as dentaduras, tal como descrito por Rowe". A base da língua é espessa e poderosa, e a força de deslocação é mais ofensiva para as próteses dentárias. Sugere-se que o segundo molar inferior na prótese pode ser reduzido para vestibular e pode ser colocado para vestibular em relação à crista da crista para anular os efeitos desagradáveis da posição clássica aceite do dente, que frequentemente tende a prejudicar a estabilidade da prótese inferior. Quando o estreitamento dos últimos molares inferiores em próteses completas não consegue dar espaço funcional suficiente para a língua, 47 é aconselhável colocar os últimos molares opostos combinados em versão vestibular, reduzindo a superfície lingual linguo-bucalmente, em progressão distal. Também é possível aumentar o espaço lingual para uma melhor função, colocando os últimos molares numa relação de mordida cruzada. O emprego da mordida cruzada para aumentar o espaço lingual é um novo uso para este método. Em casos extremos, os segundos molares podem ser completamente eliminados.

O MOVIMENTO MANDIBULAR DA FALA E OS SEUS SETE VALORES RELACIONADOS

As preocupações do dentista sobre onde posicionar os seis dentes anteriores inferiores podem ser bastante minimizadas, pois os pacientes, ao falarem, contam isso numa sinfonia de movimentos mandibulares e não em palavras vocais. Ao registar e interpretar certos movimentos mandibulares da fala, o paciente revela sete factos informativos que estão diretamente relacionados com o restabelecimento da posição original dos dentes mandibulares, com a nitidez fonética e com a harmonia oclusal.[48]

São elas

1. A sobreposição vertical.
2. Sobreposição horizontal,
3. Antiga exposição do dente anterior inferior,
4. Antiga classe de oclusão.
5. Dimensão vertical máxima utilizável.
6. Um índice exato para orientação incisal e
7. A altura máxima útil da cúspide.

Que movimento mandibular registar?

Os graus de movimento e a intimidade dos dentes uns com os outros durante a fala variam consideravelmente, e esta variação depende da velocidade e do volume dos efeitos de fala desejados. No entanto, existem sempre duas condições durante a fala. A primeira é que os dentes inferiores devem mover-se para baixo, saindo da sua posição oclusal cêntrica. Este movimento deve ser suficiente para evitar qualquer contacto dentário durante a fala. Em segundo lugar, quando se pronuncia repetidamente a letra "S", a mandíbula assume a sua posição de fala mais avançada, e os dentes anteriores estão na sua relação mais íntima uns com os outros. Nesta altura, os bordos incisais dos dentes inferiores, com um espaço de cerca de 1,0 mm entre eles. No entanto, numa boa percentagem de doentes, não existe praticamente nenhum movimento da mandíbula para a frente e este facto é tão importante e informativo como qualquer movimento mensurável. [48]

Para registar qualquer movimento direcional, tem de haver pelo menos dois pontos de controlo. A relação oclusal cêntrica é um controlo e a posição "S" é utilizada para o outro. Ao colocar os bordos incisais dos dentes inferiores nesta relação funcional em "S", é feito automaticamente um registo da extensão dos movimentos para baixo e para a frente a partir da posição oclusal cêntrica. Nalguns casos, estes movimentos são grandes, noutros são surpreendentemente pequenos. É a extensão desses movimentos, indicada pela diferença entre a posição "S" e a sua posição em oclusão cêntrica, que é a chave para esses sete valores.

Melhoria da fonética na construção de próteses dentárias:-

A literatura sobre próteses dentárias foi revista e foram avaliados métodos anteriores para melhorar a fonética.

1. **Snow,** depois de observar muitos moldes de dentições naturais, salientou que um traçado que começava na abóbada e passava pela área alveolar lingual até ao bordo incisal do incisivo superior formava sempre uma curva inversa. Recomendou que se espessasse e contornasse a área lingual dos colares dos incisivos superiores da dentadura, de modo a reproduzir esta curva inversa, e afirmou que esta reprodução facilitava a pronúncia de S e SH. [49]

2. **Landa** usa os sons dentários labiais (F e V) como um complemento à disposição dos dentes anteriores maxilares. Ele acredita que os dentes devem ser dispostos de modo que essas fricativas possam ser pronunciadas com facilidade e naturalidade. Landa também defende que a dimensão vertical adequada é a chave para a pronúncia correcta de S e SH.

3. **Sears** relata que uma pronúncia mais clara do S resultará da modelação da área da crista mediana anterior de acordo com o tipo de língua. Ele recomenda fazer um sulco nesta área para a língua larga com um sulco mediano ligeiro e a construção de uma crista nesta área para a língua com um sulco mediano profundo.

Sears também defende a realização de um palatograma em pacientes cujo sulco mediano da língua não coincide com a linha média. [49]

4. **Pound** acredita que todo o aspeto lingual da prótese maxilar deve ser contornado para simular o palato normal, se se pretender obter uma fonética correcta. A língua desempenha um papel importante na fala. Muda de posição e forma para a pronúncia de cada uma das vogais, e é o principal articulador das consoantes. Ao pronunciar as consoantes, a língua entra em contacto com várias partes dos dentes, com o rebordo alveolar e com o palato duro. Uma vez que estas estruturas são substituídas ou cobertas pela dentadura, era fundamental para o estudo saber exatamente quais as partes destas estruturas que são normalmente contactadas

pela língua ao pronunciar uma determinada consoante. Para tal, foram efectuados palatogramas para incorporar uma variedade máxima de disposição dos dentes, oclusão dentária, tamanho da arcada, forma da abóbada e profundidade da abóbada.

5. A área mais sensível à espessura é a área alveolar anterior, de cúspide a cúspide. Um acréscimo de 1 mm de espessura nesta área tornava a fala incómoda e indistinta, e um acréscimo de 1 mm de espessura na área alveolar posterior tornava a fala incómoda mas não indistinta. Toda a área da abóbada pode ser espessada até a linha de traçado palatino da língua sem interferir na fala. [50]

O método de medição da dimensão vertical

A medição exacta da dimensão vertical natural é essencial para a prática bem sucedida de muitas fases da medicina dentária. Descobriu-se que a maior causa de dificuldades na prótese total é a incapacidade de duplicar a dimensão vertical normal. Na reconstrução oclusal, muitos dentistas de renome descobriram, através da experiência, que o aumento da dimensão vertical para pacientes com uma dimensão vertical supostamente reduzida resultava num fracasso. Além disso, está cientificamente provado pelo método de fala que a dimensão vertical não deve ser aumentada. Os dentistas que reconstroem a oclusão dos pacientes verificarão geralmente que os insucessos podem ser evitados completando o tratamento sem o aumento da dimensão vertical. Se esta dimensão deve ser aumentada, este tratamento deve ser baseado em provas científicas e não na opinião do operador.[50]

O método do discurso

O doente está sentado numa posição vertical, sem utilizar o apoio para a cabeça, com os olhos virados para a frente e a superfície oclusal dos dentes posteriores superiores paralela ao chão. A medição é efectuada em condições idênticas de postura e de vigor da fala. A cabeça não deve inclinar-se para a frente nem para trás e o doente deve falar rapidamente, de forma calma e descontraída. Deve ser feita uma observação especial para que o doente não controle conscientemente o movimento da mandíbula, uma vez que qualquer variação do normal pode afetar as medições.

Orientar o doente para fechar em oclusão cêntrica, com os dentes superiores e inferiores juntos em contacto oclusal máximo. Desenhar a linha de oclusão cêntrica com um lápis afiado num dente anterior inferior ao nível horizontal do bordo incisal do dente anterior superior oposto. [50]

Peça ao doente para dizer "sim" e, enquanto o som fonético s está a ser pronunciado, desenhe a linha de fala mais próxima no mesmo dente anterior inferior, ao nível horizontal do bordo incisal superior. A distância entre a linha de oclusão cêntrica (linha inferior) e a linha de fala mais próxima (linha superior) é chamada de espaço de fala mais próximo. Este espaço de fala mais próximo é a medida da dimensão vertical.

Em alguns pacientes, a mandíbula se move para frente durante a pronúncia de alguns ou de todos os sons da fala. Esse movimento para frente não afeta a precisão da medição, pois ocorre o mesmo movimento, e a distância vertical entre as linhas é sempre medida da mesma maneira, tanto com dentes naturais quanto com dentes artificiais.[51]

O espaço de fala mais próximo pode variar consoante a pessoa. Na série de doentes examinados, as medidas variaram entre 0 e 10 mm, o que prova que não existe uma "média" na medição da dimensão vertical. A medição deve ser feita com exatidão, uma vez que se verificou que o aumento da dimensão vertical em apenas um milímetro causa desconforto ao doente. Considera-se que o espaço de fala mais próximo deve ser constante ao longo da vida. Esta crença pode ser explicada pela "lei do tudo ou nada" da fisiologia muscular, que afirma que cada fibra muscular está em contração máxima durante o estímulo da função. Uma vez que este sistema de medição da dimensão vertical se baseia na função fisiológica dos músculos quando utilizados na fala em condições semelhantes, o mesmo nível da mandíbula é causado pela função máxima das fibras musculares específicas envolvidas. [52]

Dos 44 sons fonéticos da língua inglesa, uma ou mais das seis sibilantes s, z, sh, ch e j em palavras como yes, buss, fish, measure, church e judge são os sons que causam o nível mais próximo da mandíbula em relação à maxila durante a fala. Nos casos excepcionais em que outros sons causavam o nível mais próximo, verificou-se que as sibilantes causavam um nível constante e preciso da mandíbula em relação à maxila. Os restantes dos 44 sons fonéticos provocavam espaços mais largos entre a mandíbula e a maxila. Este não era nem constante nem exato e não podia ser considerado como um guia para a medição da dimensão vertical. O espaço de fala mais próximo, medido na dentição natural, deve ser reproduzido em próteses totais, após a perda dos dentes naturais restantes. [52]

É sempre aconselhável medir o espaço de fala mais próximo de todos os doentes com próteses totais, pelo menos uma vez por ano, até se verificar que o desconforto e, talvez, a contração alveolar ou o desgaste dos dentes artificiais, terminaram. Se o espaço de fala mais próximo se mantiver constante nas próteses totais, é simples duplicar esta mesma dimensão vertical ao registar a relação maxilo-mandibular das novas próteses, com a ajuda adicional de pontos de tatuagem nos rebordos alveolares. O espaço de fala mais próximo para medir a dimensão vertical neste método de fala não deve ser confundido com o espaço de via livre do método de relação cêntrica. O espaço de fala mais próximo

GAGUEJAR (GAGUEJAR)

Definição:-

A gaguez é uma perturbação do ritmo da fala em que o falante sabe exatamente o que quer dizer, mas não o consegue dizer no momento, devido a repetições involuntárias, prolongamentos ou cessação de sons(**Organização Mundial de Saúde, 1978**). É mais do que uma simples perturbação no fluxo suave das palavras, uma vez que a síndrome é tipicamente caracterizada por reacções emocionais aos problemas sentidos ao falar. Por conseguinte, deve ser encarada como uma perturbação da comunicação e não apenas como um sintoma da fala. Se persistir na adolescência ou na idade adulta, torna-se frequentemente um grande obstáculo à formação de relações íntimas e de carreiras.[54]

Início:-

A gaguez é uma perturbação da infância que ocorre frequentemente entre os 2 e os 10 anos de idade, mas mais frequentemente entre os 2 e os 5 anos (Blood Stein, 1960). É exatamente nesta altura que a não fluência pode ser observada como uma fase normal do desenvolvimento da linguagem. A criança tem ideias que deseja comunicar, mas a sua linguagem expressiva não se desenvolveu o suficiente para o fazer e, por isso, há hesitações quando planeia as suas declarações. É fundamental fazer um diagnóstico diferencial entre a não fluência normal e o início da gaguez, para evitar o desenvolvimento de uma deficiência crónica. A não fluência normal consiste principalmente em repetições de palavras ou frases inteiras (por exemplo, é Está ...... frio hoje ou põe a ..... põe a .... Ball there), interjeições e revisões (the man.... The boy is happy) com repetições ocasionais de palavras parciais. A criança gaga é caracterizada por um aumento de repetições de palavras parciais (bbbbbbball), prolongamento do som (b.... ball) e a inserção da vogal schwa após o som inicial (tu-tu-tu-today). Por vezes, pode observar-se que a criança se esforça para fazer sair a palavra, perturbando o fluxo de ar expiratório. Podem ser observadas variações do tom, da intensidade e do ritmo da voz. Podem desenvolver-se movimentos concomitantes da cabeça e do tronco e evitamento de palavras e situações. [54]

Parte da razão pela qual esta perturbação é tão complexa deve-se à variabilidade da sua gravidade e frequência com o tempo e as circunstâncias.

Etiologia :-

Foram propostas muitas teorias sobre a etiologia, desde a orgânica e a psicogénica até à que considera a gaguez como um comportamento aprendido. No entanto, apesar de muita investigação, a etiologia ainda não é totalmente compreendida. Sabe-se, no entanto, que existe frequentemente um padrão familiar. O risco de gaguez entre parentes de primeiro grau excede o risco da população por um fator de três, e este risco é maior para os filhos de mulheres gagas. É muito provável que os factores ambientais desempenhem um papel no desenvolvimento e manutenção da síndrome, e que possivelmente os aspectos psicogénicos, em particular as dificuldades de adaptação social, se desenvolvam como uma reação aprendida à deficiência. A investigação atual estuda a teoria neurofisiológica, partindo do princípio de que existe uma inadequação neurológica.

Gestão:-

A avaliação da gaguez pelo terapeuta da fala é complexa. É efectuada uma avaliação quantitativa e qualitativa das manifestações comportamentais evidentes da disfluência. São avaliados outros aspectos do comportamento da fala e da linguagem e procuram-se informações sobre os resultados escolares. Os factores ambientais, incluindo as atitudes da criança e dos pais, e outras pessoas significativas, são cuidadosamente explorados.

As abordagens actuais da terapia podem assumir formas muito diferentes e são determinadas pela avaliação. O tratamento baseia-se geralmente em três princípios principais

1. Pode ser indicada a modificação dos factores ambientais que contribuem para o desenvolvimento e manutenção da gaguez.

2. Poderá ser necessária terapia para modificar diretamente aspectos da produção da fala, tendo em atenção a transferência efectiva e a manutenção da fluência .[54]

CONSIDERAÇÕES PROTÉTICAS SOBRE A FALA

➢ Os problemas de fala são geralmente identificados imediatamente após o tratamento fonético.

➢ Após a colocação da prótese, é por vezes difícil adquirir hábitos de fala de imediato, mas o processo gradual de retenção das posições da língua pode ser bem compensado em períodos posteriores.

➢ A adaptação da fala às novas próteses completas ocorre normalmente dentro de 2-4 semanas após a colocação.

➢ Durante o fabrico da prótese, devem ser seguidas determinadas directrizes para se conseguir uma fala clara.

1) Efeito da espessura da dentadura e dos contornos periféricos

1) Se a espessura da base da dentadura que cobre a área palatina for maior, então ocorrerá o abafamento dos sons.

Allen (1958) verificou que uma espessura adicional de 1mm na área palatina anterior tornava a fala desperta e indistinta.

2) A espessura da base da dentadura na área pós-diafragma irá irritar o dorso da língua, o que irá impedir a fala e existe a possibilidade d e produzir uma sensação de náusea e a dentadura pode soltar-se durante os sons, o que requer um reposicionamento súbito da língua para a controlar e estabilizar.[55]

A base da prótese superior na região posterior deve ser mantida fina e o bordo posterior deve ser fundido com tecidos moles.

3) Se o rebordo lingual da prótese inferior for demasiado espesso na região anterior, irá invadir o espaço necessário para a língua, o que resulta numa produção defeituosa do som "s".

Pode ser corrigido colocando os dentes artificiais na mesma posição que os dentes naturais irão ocupar e moldando o rebordo lingual de modo a que haja espaço suficiente para a língua se estabelecer.

2) Efeito da posição dos dentes na fala

Se os dentes anteriores inferiores estiverem dispostos demasiado para a frente, a língua é forçada a arquear-se para uma posição mais elevada e a via aérea será demasiado pequena, o que provocará uma pronúncia incorrecta dos sons "s" e "z".

Se os anterios superiores estiverem demasiado aquém do plano oclusal, a palavra "v" será mais provavelmente pronunciada como "f". Se os anterios superiores estiverem dispostos abaixo do p l a n o oclusal, a palavra "f" será pronunciada como "v".

Os sons labiodentários como "f", "v" são úteis para determinar o posicionamento antero-posterior dos incisivos superiores e o plano oclusal.[55]

3) Efeito da forma da arcada dentária na fala:

Se a arcada for estreita, a língua fica comprimida, o que afecta o tamanho e a forma do canal de ar e resulta numa articulação defeituosa das consoantes como "t, d, l, n, s, t", em que as margens laterais da língua entram em contacto com as superfícies palatinas dos dentes posteriores superiores.

A correção pode ser feita através de um ligeiro espessamento da base da prótese no centro do palato, de modo a que a língua não tenha de se estender tanto para cima como para dentro da abóbada palatina estreita.[55]

4) Efeito da dimensão vertical na fala:

Fymbo (1936) salientou que a fala defeituosa está mais frequentemente associada a uma dimensão vertical aumentada, o que pode resultar em dificuldades na pronúncia de sons como "b, m, p, f, v".

Landa (1947) recomendou vários testes fonéticos para determinar a dimensão vertical correcta utilizando sons como "s, c, z".

Silverman (1956) afirmou que o som sibilante 's' era um meio para determinar a dimensão vertical correcta. Ele estabeleceu o "espaço de fala mais próximo" e utilizou-o como área livre entre as dentaduras.

Os sons bilabiais como o "m" são úteis para determinar a dimensão vertical, pois quando este som é pronunciado há um contacto passivo entre o lábio superior e o inferior, o que ajuda a obter a dimensão vertical correcta.

5) Sons de assobio e de balanço:

Silverman (1967) afirmou que os sons Whistle e Swish são produzidos durante a fala devido à passagem anormal do ar sobre a língua e através do espaço interincisal. Esses sons podem ser causados pela diminuição do overjet.[55]

6) Efeito da estética da prótese na fala:

A fala está por vezes relacionada com as atitudes emocionais dos doentes relativamente à estética da prótese.

Lawson (1973) afirmou que, quando há qualquer alteração na boca do paciente, ocorre uma reação de ansiedade. Alguns pacientes não estão satisfeitos com a aparência dos seus dentes com prótese e, para ultrapassar este problema, mostram movimentos anormais dos lábios, maxilares e língua durante a fala.[55]

PALATO LIMPO

Uma falha na fusão das duas metades do palato durante o período embriológico, entre a sexta e a nona semana após a conceção, manifesta-se como a fenda do lábio superior, da crista gengival superior, do palato duro, do palato mole ou das combinações dos anteriores. As fendas podem ser completas ou incompletas, ou seja, em alguns casos não houve fusão das duas metades das estruturas e, noutros casos, a fusão começou mas foi interrompida antes de a estrutura estar completa.[56]

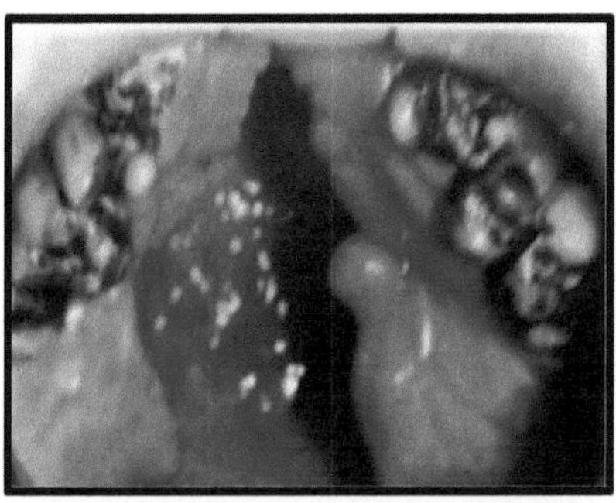

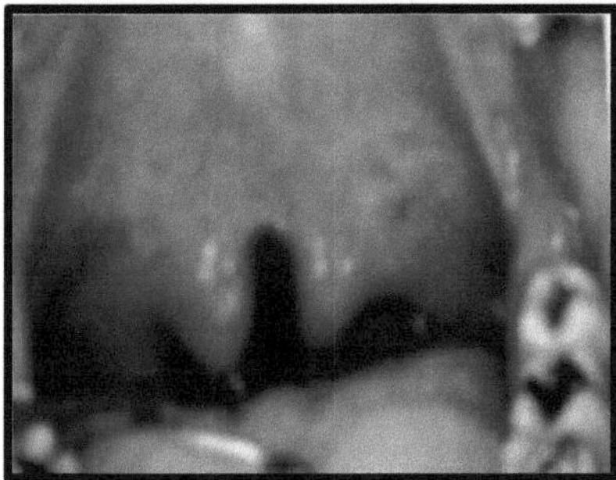

Fig. 15: Fenda envolvendo o palato duro e o palato mole

A equipa da fenda oral:-

Os ingredientes essenciais de uma equipa de fissura oral bem sucedida incluem a liberdade de todos os profissionais darem os seus pontos de vista

- O **cirurgião plástico** é especializado na modificação dos tecidos moles.
- O **oro-laringologista** (otorrinolaringologista), avalia e trata as amígdalas e os adenóides e efectua a cirurgia do ouvido, se indicado.

- O **ortodontista** ajuda no posicionamento dos dentes.
- **Os protésicos** concebem e constroem próteses para o cliente com fenda oral. Estas podem incluir bulbos de fala, elevadores palatais e obturadores.

- O **pediatra** supervisiona a saúde geral da criança.

- O **audiologista** administra e interpreta os testes auditivos de rotina.

- **Os patologistas da fala** procuram melhorar o discurso do doente.[56]

Cirurgia para fendas:-

A cirurgia primária para a fenda é efectuada no início da vida da criança, tendo em conta a melhoria da aparência facial da criança. A cirurgia secundária ao palato envolve normalmente alguma tentativa de melhorar a fala do cliente, sendo alguns dos procedimentos concebidos para deslocar o palato para trás. Mais populares são as tentativas de trazer a parede posterior da garganta para a frente.

Prótese: -

Há certos casos de fenda palatina para os quais a cirurgia não é o caminho mais sensato. Certas fendas são tão grandes ou o tecido remanescente é tão escasso que o prognóstico para uma boa fala, fácil deglutição e uma boa aparência facial é muito pobre. Essencialmente, as próteses são substitutos artificiais para as partes em falta ou deficientes.[56]

Tipos de próteses:-

A parte dentária da prótese pode ser concebida para melhorar o aspeto estético, bem como para melhorar a fala. A parte do aparelho que é concebida para tapar ou bloquear a abertura numa fenda palatina não reparada é designada por obturador. O fecho velofaríngeo pode ser conseguido através do bolbo da fala concebido pelo protésico. Esta prótese estende-se desde a porção palatina até à nasofaringe para preencher o espaço velofaríngeo deficiente. É utilizada para diminuir a hipernasalidade quando a cirurgia é contra-indicada. Um estimulador palatal esquerdo é concebido para elevar a secção média do velum e é utilizado em casos em que há pouca evidência de potencial muscular suficiente para o encerramento velofaríngeo, apesar de o palato parecer suficientemente longo. Um estimulador palatal fornece resistência mecânica ao movimento normal do velum para que o cliente fortaleça os músculos fracos na área velofaríngea.

REABILITAÇÃO PROTÉTICA

Obturador deriva do verbo latino Obturare, que significa "fechar" ou "encerrar". Esta definição fornece uma descrição adequada do objetivo da obturação em pacientes com incompetência ou insuficiência velofaríngea. Uma prótese colocada após a ressecção de porções do maxilar ósseo e estruturas adjacentes é basicamente uma prótese de cobertura para restabelecer a partição oral-nasal. A extensão superior do obturador para dentro do defeito fornece a base para uma melhor retenção, estabilidade e suporte para a prótese. Há muito pouco movimento dos tecidos que circundam estes defeitos. Em contraste, os obturadores fabricados para pacientes com defeitos do palato mole têm de funcionar em conjunto com os tecidos periféricos que apresentam um movimento considerável.[56] As próteses obturadoras fabricadas para pacientes com défices velofaríngeos variam com a localização e a natureza do defeito ou deficiência.

Uma vez que a maioria das ressecções incluiu estruturas adjacentes, o delicado equilíbrio funcional do mecanismo velofaríngeo também será afetado em graus variáveis, dependendo da extensão da ressecção inicial e do método cirúrgico de revestimento e/ou encerramento dos defeitos, principalmente com vários tipos de retalhos ou enxerto de pele. Por conseguinte, o protésico pode ser solicitado a restaurar um defeito velofaríngeo que pode, em parte, não ser funcional. Se os tecidos moles periféricos ao defeito não apresentarem algum movimento, raramente a fala será normal, seja com uma prótese obturadora ou com a reconstrução cirúrgica. O movimento das paredes lateral e posterior e o movimento do palato mole residual são essenciais para qualquer um dos métodos de reabilitação.

Obturação Cirúrgica Imediata e Retardada:-

Se a ressecção das porções do mecanismo velofaríngeo for contemplada para controlo de doença neoplásica, pode ser indicada a colocação de um obturador cirúrgico imediato ou retardado. A obturação cirúrgica imediata é mais útil em pacientes dentados, onde todo o palato mole deve ser ressecado. Nos doentes edêntulos ou com ressecções limitadas do bordo posterior medial ou lateral, a obturação diferida pode ser o tratamento de eleição. A principal vantagem dos obturadores cirúrgicos imediatos para os defeitos do palato mole é o apoio e a retenção do tamponamento cirúrgico.

Obturação cirúrgica imediata :-

Os obturadores cirúrgicos imediatos, construídos pré-cirurgicamente, são aproximações no que respeita ao nível de colocação e aos contornos das margens laterais e posteriores. O trabalho de adivinhação pode ser minimizado se for obtida uma impressão alargada do palato mole. Após a obtenção do molde, este é alterado para corresponder ao defeito proposto. O nível superior e inferior do obturador é determinado pelo plano do palato duro. O molde é alterado para estender o plano palatino até 2 a 3 mm da posição estimada da parede posterior da faringe. A largura do obturador é determinada pela largura do palato mole. Estas directrizes produzirão normalmente uma prótese que não será demasiado estendida. Podem ser necessários ajustes durante a cirurgia para evitar o contacto excessivo com os tecidos ou para proporcionar espaço para uma sonda nasogástrica. A adaptação durante o período pós-operatório imediato não precisa de ser precisa, uma vez que o embalamento cirúrgico corrigirá pequenas discrepâncias. Além disso, alguns pacientes terão um tubo de traqueostomia colocado na cirurgia, de modo que a fala será comprometida durante o período pós-cirúrgico imediato.[57]

Aproximadamente 7 a 10 dias após a cirurgia, a prótese é removida juntamente com o tampão cirúrgico. As margens laterais e posteriores da prótese são verificadas quanto ao contacto com os tecidos. São efectuadas as correcções adequadas e é adicionado material de tratamento de tecidos às margens laterais da prótese. O paciente é instruído a realizar movimentos de cabeça e deglutição para ativar o complexo velofaríngeo e moldar o material de revestimento. Muitas vezes, os doentes mostram-se relutantes em ativar inicialmente a musculatura velofaríngea remanescente devido ao desconforto, edema e possíveis défices neurológicos. Assim, a fala no pós-operatório imediato pode ser abafada, uma vez que os movimentos laterais da parede faríngea são necessários para controlar as emissões nasais e estabelecer um equilíbrio de ressonância adequado. À medida que a cicatrização progride e os tecidos periféricos apresentam uma maior amplitude de movimento, será necessário o recorte e a reaplicação de um revestimento adequado. À medida que o edema diminui e o movimento destes tecidos aumenta, a fala também melhora. O paciente é acompanhado com consultas sequenciais até que a prótese definitiva possa ser confeccionada.[58]

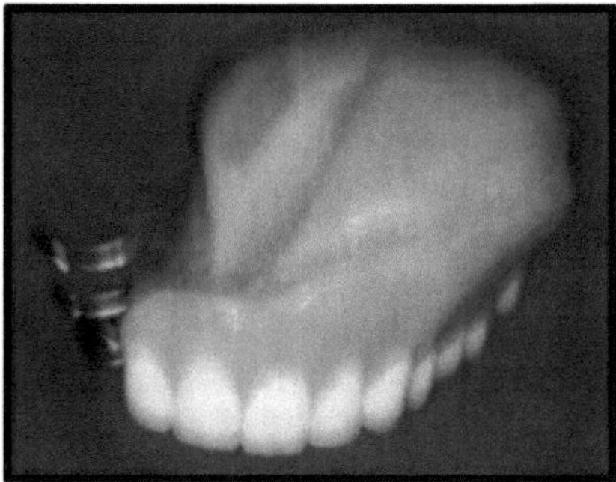

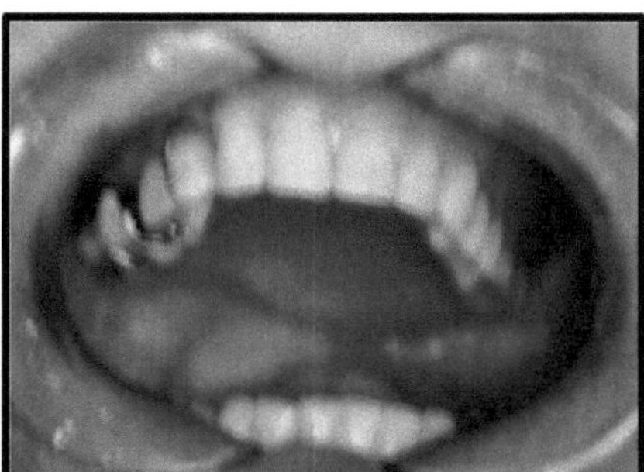

Fig. 16: Obturador imediato

Obturação cirúrgica atrasada:-

Os pacientes com defeitos menores da borda posterior ou lateral do palato mole geralmente são melhor atendidos com obturação cirúrgica tardia. Se o defeito for limitado, o edema pós-cirúrgico tenderá a mascarar o defeito velofaríngeo durante o período pós-cirúrgico inicial. Em pacientes edêntulos ou parcialmente edêntulos, deve ser considerada a possibilidade de anexar o obturador cirúrgico tardio à prótese total ou parcial maxilar existente.[59]

Obturação definitiva:-

Os pacientes que apresentam um movimento considerável do complexo velofaríngeo residual durante a função têm um excelente prognóstico para alcançar a fala normal com a prótese. O movimento das paredes laterais da faringe é essencial para o controlo da emissão nasal. O obturador é fixado a uma prótese convencional. Se o paciente for dentado, uma estrutura de prótese parcial removível retém o obturador. O obturador deve ser rígido. Por conseguinte, não tenta duplicar os movimentos do palato mole. É uma plataforma fixa de resina acrílica que proporciona uma superfície de contacto para a restante musculatura do mecanismo velofaríngeo durante a função. Se as paredes laterais e posteriores da faringe apresentarem um movimento normal, existirá um espaço entre estas estruturas e o obturador quando estes tecidos estiverem em repouso. O espaço circundante permite a respiração através da cavidade nasal e a produção de fonemas consonantais nasais[59].

O nível de colocação ideal do obturador na nasofaringe é determinado pela posição do movimento do mecanismo velofaríngeo residual. A crista de Passavant e o tubérculo anterior do atlas podem variar em termos de localização em relação ao fecho velofaríngeo normal. Por conseguinte, é difícil delinear pontos de referência definitivos relativamente à colocação do obturador. Como regra geral, o protésico deve considerar as seguintes directrizes para a localização do segmento obturador da prótese:-

1. O obturador para um doente adulto deve estar localizado na nasofaringe ao nível do fecho velofaríngeo normal.

2. A margem inferior do obturador não deve estender-se abaixo do nível inferior de atividade muscular exibido pelo complexo velofaríngeo residual.

3. A margem superior do obturador não deve estender-se acima do nível de atividade muscular.[59]

4. A extensão inferior do obturador é geralmente uma extensão do plano do palato e estende-se até à parede posterior da faringe.

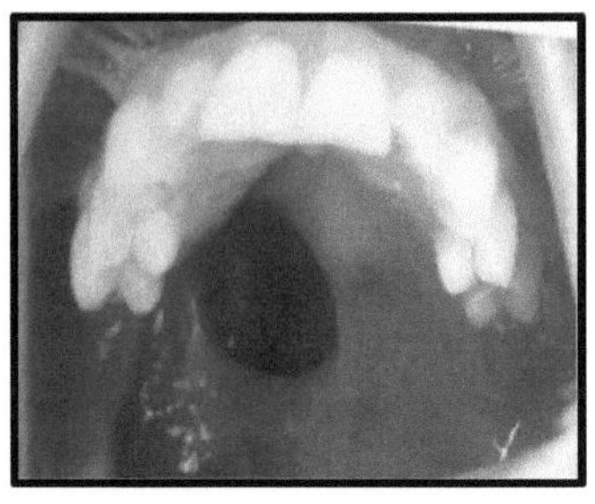

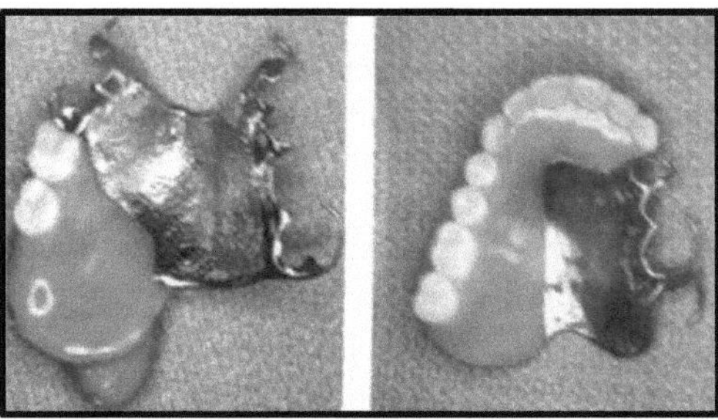

Fig. 17: Representação do obturador permanente

Avaliação da fala após a colocação do obturador:-

O protésico pode requerer a assistência de um patologista da fala para avaliar os erros de articulação e o equilíbrio inadequado da ressonância oral-nasal. Os doentes com fenda palatina necessitam invariavelmente de terapia da fala para utilizarem a sua prótese obturadora de forma mais eficaz, ao passo que os doentes com obturadores para defeitos adquiridos do palato mole normalmente não necessitam desta reciclagem. O teste de articulação ou o Iowa Pressure Articulation Test podem ser administrados pelo prostodontista, mas os julgamentos definitivos relativamente à deficiência articulatória devem ser reservados ao patologista da fala. Os pacientes com hipernasalidade frequentemente exibem caretas faciais para ocluir parcialmente as narinas e a válvula nasal, ou posturas anormais da língua como um ajuste compensatório para reduzir a emissão nasal.[60]

O obturador é ajustado até ao ponto em que o doente consegue produzir um "p" claro e um "f" ou "s" sustentado sem emissão de ar pelo nariz, bem como sons consonantais nasais compreensíveis, como o "m". Vários autores sugeriram que a pressão sustentada necessária para o fonema "s" pode ser um método fiável de avaliação da eficácia do obturador. Enquanto que uma maior pressão intra-oral pode ser necessária para as plosivas de paragem, como o "p", a pressão sustentada necessária para as plosivas de paragem, como o "p", a pressão sustentada necessária para o "s" atenua a elevação compensatória da língua para ajudar no encerramento. Os testes discutidos anteriormente, como a videofluoroscopia de múltiplas vistas, as medições comparativas do fluxo de ar oral e nasal e a endoscopia oral e nasal, ajudarão a avaliar o equilíbrio de ressonância percebido. A endoscopia nasal, em especial, pode ser muito útil, pois esse instrumento não interfere na fala. As aberturas maiores podem ser visualizadas através do endoscópio, enquanto o borbulhar do muco pode indicar aberturas mais pequenas que requerem correção.

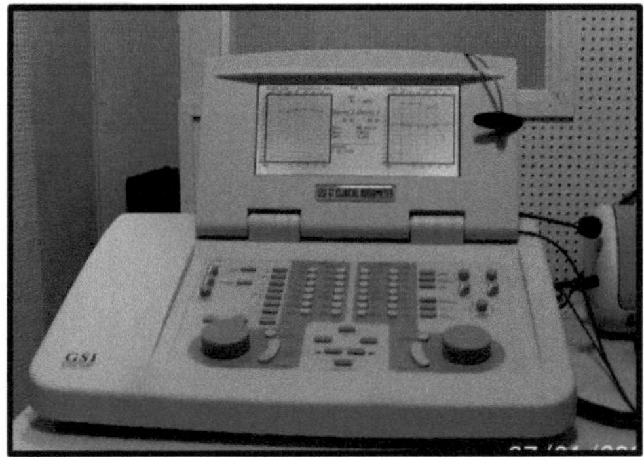

Fig. 18: Visualização do videofluoroscópio Multiview

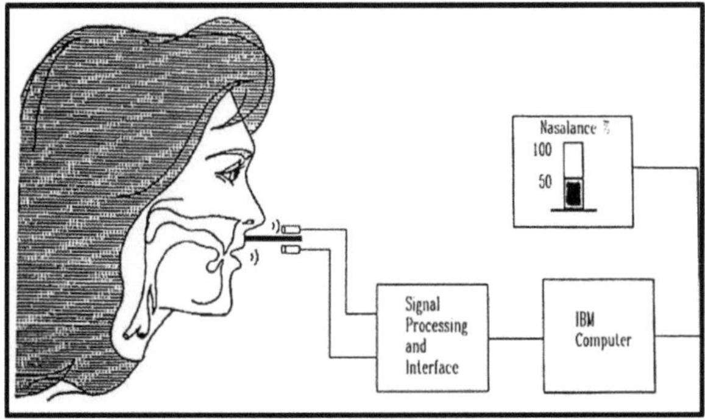

Fig. 19: Esquema do videofluoroscópio

Obturação de defeitos do bordo posterior do palato mole:-

Os doentes desta categoria foram submetidos a ressecções cirúrgicas da porção posterior do palato mole para controlo de doença neoplásica. Apresentam uma variedade de defeitos, mas a porção anterior do palato mole permanece intacta, com fixação à borda posterior dos ossos palatinos. Inclui a obturação de dois protótipos de defeitos. Primeiro, os defeitos do bordo posterior mediano, que ocorrem após a ressecção cirúrgica de lesões da úvula e do palato mole posterior. Segundo, os defeitos do bordo posterior lateral, que ocorrem após a ressecção de lesões do pilar amigdaliano anterior e da região retro molar. Em ambos os casos, o mecanismo velofaríngeo pode estar comprometido, e a obturação protética é geralmente o tratamento de escolha. Duas abordagens têm sido utilizadas para atravessar o palato mole residual. Um método consiste em registar o palato mole em repouso. Depois de o palato mole ser contornado, o obturador é estendido superiormente atrás do palato mole até ao nível adequado para a obturação. Esta abordagem será discutida nesta secção. Um segundo método consiste em deslocar o palato mole residual superiormente com a extensão do palato mole, de modo a colocar o obturador na área adequada da nasofaringe. Esta prótese é designada por prótese de elevação do palato.

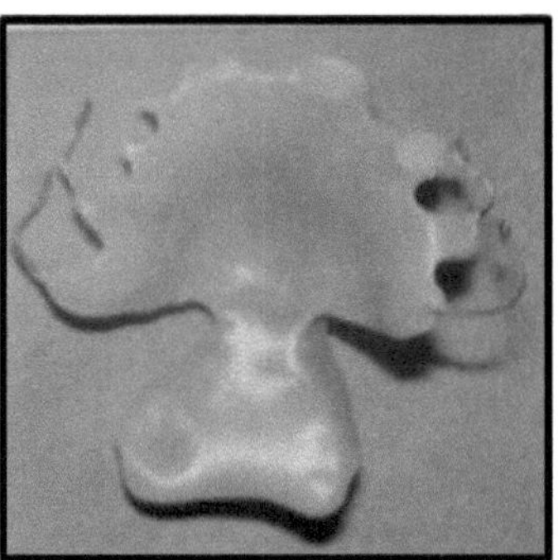

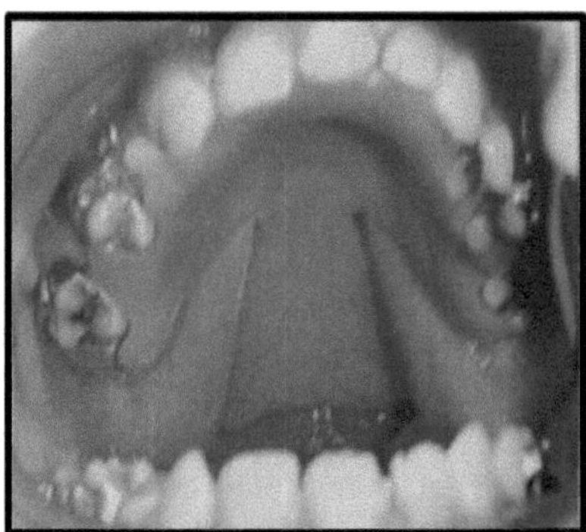

Fig. 20: Obturador com extensão do palato mole

Próteses Obturadoras Suportadas e Retenidas por Implantes:-

Em pacientes com defeitos do palato mole, os implantes osseointegrados permitem o desenho e fabrico de próteses completas overlay com capacidades retentivas semelhantes às próteses para pacientes dentados com estruturas de próteses parciais. Se o defeito do palato mole não tiver resultado no comprometimento da área de vedação palatina posterior e as estruturas palatinas residuais forem favoráveis, dois implantes, colocados no segmento pré-maxilar na região das cúspides, serão um complemento suficiente para a retenção, estabilidade e suporte derivados das estruturas residuais. No entanto, se o defeito tiver comprometido a área de vedação palatina posterior e/ou as estruturas palatinas residuais não proporcionarem estabilidade e suporte suficientes para a prótese, devem ser colocados 4 ou mais implantes.[61]

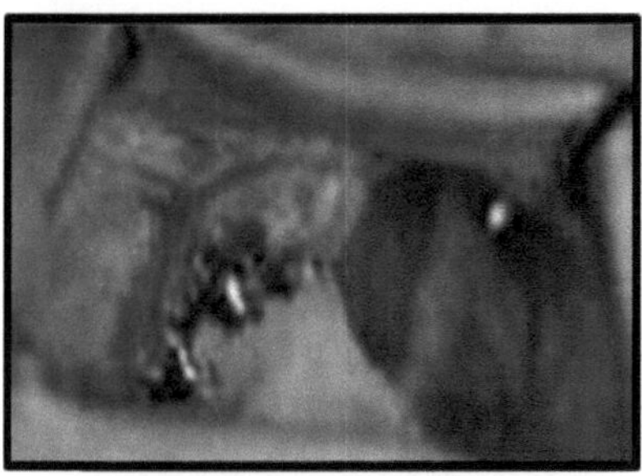

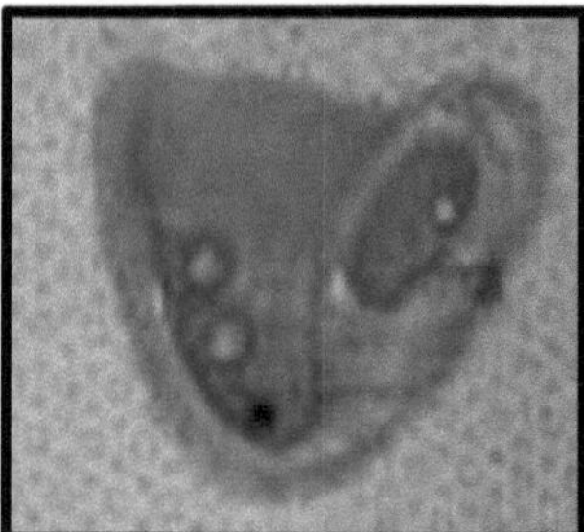

Fig. 21: Obturador suportado por implante

Próteses de elevação palatina:-

A popularidade da prótese de elevação palatina tem aumentado desde que foi defendida pela primeira vez por Gibbons e Beumer. Este tipo de prótese é especialmente útil para doentes com incompetência velofaríngea que apresentam um controlo motor comprometido do palato mole e da musculatura relacionada. Exemplos: miastenia gravis, acidentes vasculares cerebrais, traumatismos crânio-encefálicos, poliomielite bulbar, paralisia cerebral ou lesões do palato mole (como sequelas de adenoidectomias, amigdalectomias ou ressecções maxilares), ou em doentes com fenda palatina com insuficiência palatina e fenda palatina submucosa. O objetivo da prótese de elevação do palato é deslocar o palato mole para o nível de elevação normal do palato, permitindo o encerramento por ação da parede faríngea. Se o comprimento do palato mole for insuficiente para efetuar o encerramento após a deslocação máxima, pode ser necessária a adição de um obturador atrás do palato mole deslocado. É necessário um movimento lateral adequado da parede faríngea para que a elevação seja eficaz. Deve existir um espaço para respirar lateralmente entre o palato mole deslocado e as paredes da faringe em repouso.

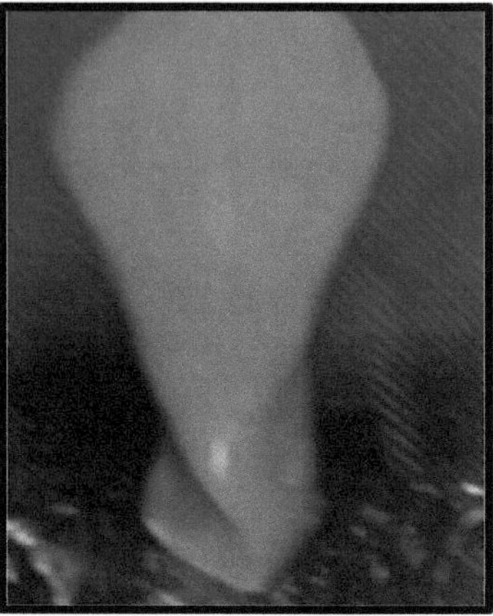

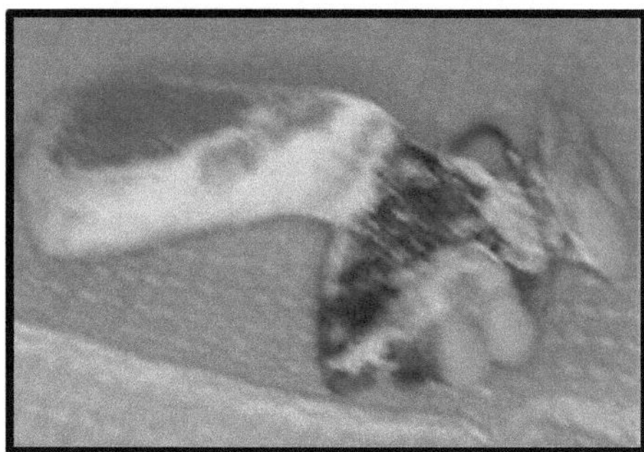

Fig. 22: Prótese de elevação do palato

As vantagens da prótese de elevação do palato são as seguintes

1. A reação de vómito é minimizada devido à posição superior e à pressão sustentada da porção de elevação da prótese contra o palato mole.

2. A fisiologia da língua não é comprometida devido à posição mais superior da extensão palatina.

3. O acesso à nasofaringe para o obturador (se necessário) é facilitado,
4. A parte de elevação pode ser desenvolvida sequencialmente para facilitar a adaptação do paciente à prótese.
5. O princípio de elevação é aplicável a uma população diversificada de pacientes

que não podem ser tratados de forma tão eficaz com cirurgia palatina ou outros tipos de próteses obturadoras.

Uma prótese de elevação palatina é contra-indicada se: -

1. Não está disponível uma retenção adequada para a prótese básica,
2. O palato não é deslocável, ou
3. O doente não está a cooperar.

A deslocabilidade do palato mole pode ser verificada através da elevação mecânica do palato mole com um espelho bucal.

Prótese Obturadora Meatal:-

A prótese obturadora meatal foi descrita pela primeira vez por Schalit, e mais tarde defendida por Sharry. O obturador meatal estabelece o fechamento com as estruturas nasais a um nível posterior e superior ao terminal posterior do palato duro. O obturador estende-se superiormente e ligeiramente para trás a partir do bordo do palato duro, separando a nasofaringe e as cavidades nasais ao nível das coroas posteriores. Não existem tecidos móveis nesta área e o encerramento é estabelecido contra os cornetos, o vómer residual (se presente) e o teto da cavidade nasal. O defeito palatal deve ser tão largo quanto a área a ser obturada, ou o obturador meatal rígido não pode ser considerado. Os obturadores meatais são utilizados com pouca frequência, mas podem ser indicados para doentes com defeitos extensos do palato mole que apresentem um reflexo de vómito muito ativo. De facto, podem ser o obturador de eleição para doentes edêntulos quando a retenção é um problema. A extensão meatal não é tão longa como os obturadores mais convencionais anteriormente descritos, e pode ser bastante fina na sua dimensão anterior-posterior, uma vez que o contacto com os tecidos móveis não é uma consideração. Assim, é adicionado menos peso à prótese completa maxilar. Além disso, a força de deslocação para baixo da extensão do obturador está mais próxima dos tecidos de suporte da prótese principal. As desvantagens deste desenho são óbvias. Primeiro, o obturador não permite ao doente controlar a emissão de ar nasal, porque está posicionado numa área desprovida de função muscular. O fluxo de ar nasal é criado através da perfuração do obturador ou da redução das suas extensões laterais. Consequentemente, a passagem nasal fica obstruída, levando à fala hiponasal e respiração nasal prejudicada, ou aberta, predispondo à emissão nasal excessiva. Portanto, a terapia fonoaudiológica geralmente não é indicada ou eficaz no refinamento da fala após a colocação do obturador. Em segundo lugar, as distorções na ressonância nasal são evidentes porque a cavidade oral, a orofaringe e a nasofaringe aumentam de tamanho e a cavidade nasal é reduzida proporcionalmente. Em terceiro lugar, a superfície anterior do obturador meatal pode atuar como um dique ao impedir os padrões normais de drenagem pós-nasal, levando à acumulação de secreções mucosas anteriores à prótese. Assim, é necessária a remoção frequente da prótese para limpeza. Apesar dessas dificuldades, as próteses obturadoras meatais melhoram a fala e podem ser ajustadas para permitir a respiração nasal61.

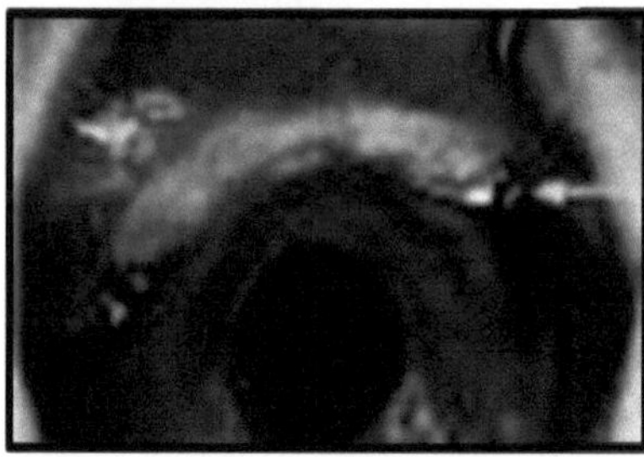

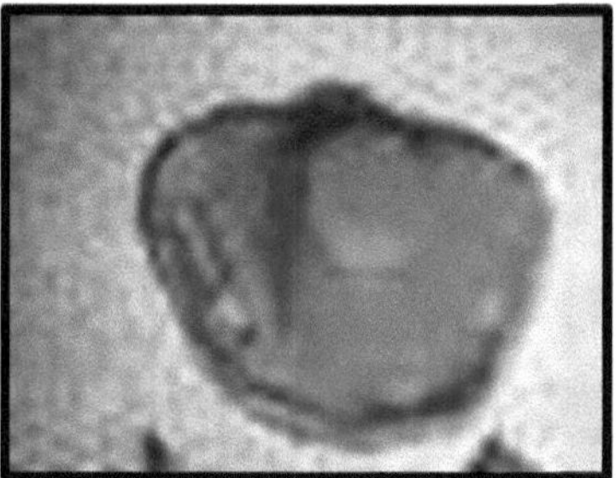

Fig. 23: Obturador meatal

Problemas de comunicação associados à fenda palatina:-

As fendas do lábio e do palato afectam a fala de duas formas principais: - A qualidade da voz torna-se desviante e a articulação é prejudicada. A qualidade da voz é de uma nasalidade excessiva. Existem também tipos únicos de erros de articulação presentes nos falantes com fenda palatina. Estes têm mais dificuldade com as plosivas, fricativas e africativas, uma vez que estas requerem o armazenamento de pressão de ar por detrás do fecho ou da abertura estreita. Os sons vocálicos parecem ser mais fáceis do que os não vocálicos, mas as misturas de consoantes apresentam uma dificuldade considerável. Os erros de distorção devem-se principalmente à emissão nasal, ou seja, ao facto de a pessoa expelir os sons pelo nariz.

Avaliação:-

A avaliação de uma criança com fenda palatina deve ser exaustiva e incluir :-
1. Uma impressão da eficácia comunicativa total da criança.
2. Informações sobre o historial do caso.

3. Uma inspeção oral do mecanismo.
4. Uma avaliação da audição.
5. Uma análise do ajustamento psicológico e social do indivíduo.
6. Uma avaliação linguística.
7. Uma avaliação da competência velofaríngea da criança.
8. Testes de articulação.

Tratamento

Os objectivos da terapia são: -

a. Diminuir a emissão nasal, a hipernasalidade e a articulação defeituosa.

b. Para melhorar a pressão do ar oral e o fluxo de ar oral.
c. Eliminar os focos de tensão anormais e as contracções anormais das narinas.
d. Para ativar a língua, os lábios e os maxilares
e. Melhorar o ritmo respiratório da fala e o seu ritmo e controlo.
f. Para melhorar a contração velar e faríngea.

Controlos da pressão do ar:-

A pressão do ar na boca varia consoante os vários sons da fala. As plosivas e as sibilantes são as que requerem maior pressão de ar. Os sons vocálicos requerem menos do que os sons vocálicos. Os doentes com fenda palatina utilizam frequentemente fechos muito apertados e libertações súbitas. As fricativas utilizam um canal estreito para o fluxo de ar, mas os doentes com fenda palatina utilizam os canais mais estreitos que requerem uma maior pressão de ar, pelo que a emissão nasal tende a ocorrer. Grande parte da válvula de estímulo de um som pode ser aumentada prolongando a sua duração. Os sons mais fracos do 's' devem ser mantidos por mais tempo. Um /f/ ligeiramente prolongado na palavra peixe, mesmo que mais fraco em termos de fluxo de ar, será tão facilmente compreendido como um mais rápido e forte. Muitos patologistas da fala ensinam os seus clientes com fenda palatina a abrir muito a boca durante a fala, tanto quanto possível sem parecer anormal. Isto melhora significativamente a fala, uma vez que qualquer abertura maior atrai o fluxo de ar. Maiores aberturas da boca para as vogais tendem a produzir contactos mais soltos dos lábios e da língua, e certamente aumentam a consciência da boca em vez do nariz.

Treino muscular:- O treino muscular.

É possível melhorar o estado da pressão do ar na boca, fechando a fuga de ar, melhorando o fecho velofaríngeo. Muitos dos músculos são fracos e podem ser fortalecidos através de exercícios adequados. Muitos músculos estão fracos e podem ser fortalecidos através de exercícios apropriados, se a cirurgia ou a prótese tiverem sido bem sucedidas na criação de condições para um possível encerramento

(Mc Willions, Morries, & Shelton, 1984; Karnell e Van Demark, 1986). Se o doente com fenda palatina conseguir fazer fluir um balão ou assobiar, ou se a inspeção com espelho dentário mostrar boas oclusões da nasofaringe, devemos ser capazes de o ajudar a usar algum encerramento na fala. [61]

Exercícios de sopro:-

Os exercícios de sopro têm sido utilizados com mais frequência do que qualquer outro dispositivo para fortalecer o palato. O sopro requer pressão de ar e, se o ar tiver de sair pela boca, uma abertura velofaríngea reduzirá essa pressão o suficiente para reduzir consideravelmente o fluxo de ar através da boca. Os exercícios de sopro ajudam o doente a tomar consciência da boca, podem ajudá-lo a discriminar os dois canais de fluxo de ar; podem ajudá-lo a aumentar a quantidade de pressão de ar oral necessária para boas articulações; e podem melhorar a contração dos músculos velar e faríngeo.

PALATOGRAMAS

Os palatogramas são a área de contacto da língua para um determinado som apresentado num palato artificial através de um suporte de pó de talco não perfumado.

Pré-requisitos para a realização de um palatograma

1. O palato artificial deve ser adaptado com precisão e aperfeiçoado de modo a poder ser usado confortavelmente sem adesivo até que a fala seja normal e natural. O sujeito que não se adapta ou que se engasga após um período de 15 minutos de prática da fala não deve ser utilizado, porque os palatogramas de fala defeituosa seriam de valor duvidoso e o engasgamento torna a palatografia impossível.

2. O sujeito deve ser treinado para pronunciar o som distintamente e, em seguida, abrir a boca com a língua plana (sem contacto com o palato) e não tentar engolir até que o palato seja removido. A realização do palatograma deve ser precedida de várias tentativas para garantir que o doente consegue pronunciar o som distintamente e abrir imediatamente a boca sem ganhar o contacto do palato com a língua.

3. O meio de traçado não deve ser desagradável em termos de sabor ou aspeto e deve ter uma consistência que permita uma fácil aplicação e remoção do palato artificial. A cor do meio de traçado deve contrastar suficientemente com o palato para mostrar facilmente a área de contacto com a língua.[62]

4. O palato deve ser bem seco antes de ser polvilhado com talco, e deve ter-se o cuidado de inserir e retirar o palato polvilhado para evitar o contacto com os dedos, o

que mancharia o traçado. Ao pronunciar o fonema, a língua húmida remove o talco da área de contacto, deixando um traço claro.

Um estudo **palatográfico** de todas as vogais revelou contacto palatal da língua para todas, exceto para o 'O'. A semelhança da área de contacto da língua nos palatogramas deve-se ao facto de os fenómenos serem normalmente compostos por mais do que um fone e de cada fone requerer uma articulação separada. O fone com, ocorre isoladamente na pronúncia da vogal 'e' e é predominante em a, i e u. Ocorre como som inicial em u (ee - o) e como segundo som de a e i (i-ee) As consoantes não podem ser usadas na elaboração de palatogramas, porque as vogais incluídas nas pronúncias envolvem contacto palatal da língua, o que obscureceria o traçado da articulação para a paragem ou africativa. Exemplo: na pronúncia de t e d, a articulação oclusiva é feita primeiro, seguida de 'e', 'a' segue as articulações africativas para J e a articulação africativa para K. Na pronúncia de S, n ou l , a vogal média 'e' precede as articulações para a sibilante s, o n nasal ou o l lateral. Para fazer o estudo palatográfico da articulação consonantal, o "O" foi utilizado em conjunto com a consoante a estudar, embora a combinação não resultasse num trabalho de inglês padrão, pois ao pronunciar o "O", a língua cai naturalmente para trás do contacto com o palato e achata-se, facilitando ao sujeito abrir a boca sem levantar a língua.

CONTORNO PALATINO DA PRÓTESE

Alguns reconheceram a importância do contorno palatino da dentadura para uma melhor fonação. **Snow, já em 1899,** recomendava a restauração da área alveolar lingual anterior para melhorar a fonética, particularmente a pronúncia de s e sh. **Prendergast (1935)** salientou que o espessamento correto da área alveolar lingual era importante para uma fala adequada. **Sears (1949)** recomendou a realização de um palatograma nos casos em que o sulco mediano da língua não coincide com a linha média do palato. Ele recomendou o sulco do palato logo acima do sulco mediano para o paciente que tinha pouco ou nenhum sulco lingual e o espessamento dessa área para o paciente que tinha um sulco lingual profundo. **Pound (1951)** foi bem sucedido na melhoria da fonética ao contornar todo o aspeto lingual da prótese maxilar para simular o palato normal.

Testes de fala

O aspeto fonético da construção da prótese merece, pelo menos, igual consideração que a estética e a mecânica e deve ser verificado na altura da prova encerada, quando é possível alterar o contorno palatino para acomodar a articulação da fala. A avaliação da prótese de prova não deve ser considerada completa até ter sido efectuado um teste fonético e a enunciação se ter revelado satisfatória tanto para o doente como para o operador. O encerramento das porções palatinas da prótese de prova deve ser confinado à área adjacente aos dentes, com cera apenas suficiente para assegurar uma superfície lisa entre a moldeira de base e os colos dos dentes.

Presume-se que as moldeiras de base são confortáveis, bem adaptadas e se aproximam dos tecidos quase com a mesma fidelidade que a prevista para as bases da prótese completa. Antes de se iniciarem os testes de fala, a prótese de prova mandibular deve ser fixada com adesivo de prótese.

1. O primeiro teste é o da fala aleatória e a melhor forma de o realizar é envolver o doente numa conversa e obter uma análise subjectiva da fala, perguntando-lhe como sente as próteses, como lhe soa a fala e que palavras lhe parecem mais difíceis de pronunciar.

2. O segundo teste é para sons específicos da fala. A melhor forma de o conseguir é fazer com que o doente pronuncie seis ou oito palavras que contenham o som e depois combine essas palavras numa frase. Segue-se uma lista dos sons a testar; ao lado dos sons estão as palavras a pronunciar e uma frase composta por essas palavras :-

s e sh	Seis, sessenta, navios, navegaram, Mississippi, certo, sinal, sol, brilhar.	Sessenta e seis navios navegaram no Mississipi. Sinal claro de sol
t, d, n, e l	Localizador, localizado, tornado, perto, Toledo	O localizador situou o tornado perto de Toledo.
Ch e j	Joe, Joyce, Joined, George, Charles, church	Joe e Joyce juntaram-se a George e Charles na igreja.
K	Comité, convocado, político, convenção, Connecticut	A comissão reuniu-se na convenção política em Connecticut.
f e v	Vivacious, Vivian, vivia, cinco, cinquenta e cinco, quinta, avenida	A Vivacious Vivian vivia no número cinquenta e cinco da Quinta Avenida.

No terceiro teste, o paciente é solicitado a ler um parágrafo curto contendo uma abundância de sons s, sh e ch. Se o doente conseguir completar o teste de fala distintamente, sem dificuldade, e se a sua fala aleatória o satisfizer a ele e ao operador, não seria sensato contornar o palato para resolver um problema de fala que não existe. Se, no entanto, forem encontrados problemas em uma ou mais áreas testadas, então o contorno do palato é indicado e pode ser efetivamente realizado por palatografia. Se o palato tiver de ser alterado, todo o palato deve ser contornado para acomodar o contacto da língua em todas as consoantes palatais. A melhor maneira de o fazer é mostrar sistematicamente cada área de contacto com um palatograma e estabelecer o contacto normal da língua.

Palatografia para um contorno palatal correto

O único equipamento adicional necessário para a palatografia é um pouco de talco não perfumado, uma escova de cerdas macias barata para espalhar o talco no palato e um lápis de vidro para delinear a área de contacto. Os palatogramas podem ser feitos fácil e rapidamente na prótese de prova, se forem seguidos os seguintes passos

1. Use o com a consoante a ser estudada, mesmo que a combinação não seja uma palavra; por exemplo, para estudar k, use ko; para estudar ch, use cho.

2. Treinar o doente para pronunciar o som e abrir a boca sem voltar a contactar o palato.

3. Secar bem o palato antes de o polvilhar com talco sem perfume (não utilizar talco normal ou cirúrgico) e sacudir o excesso de pó.

4. Evite tocar no palato polvilhado com os dedos durante a inserção, mas certifique-se de que a dentadura está bem assente antes de o som ser pronunciado.

5. Certifique-se de que o doente faz um contacto palatal definitivo ao pronunciar o som, mas evita o contacto palatal depois de abrir a boca.

6. Evitar o contacto do palato com os dedos ao remover a prótese.
7. Delinear a área de contacto com um escultor de cera onde a cera está presente e com um lápis de marcação de vidro onde o tabuleiro de base está exposto.

Para evitar a sobreposição do traçado e o recontorno de uma área de contacto para acomodar outra, deve ser seguida uma sequência de palatogramas e o enceramento do palato deve ser realizado por etapas. Primeiro, os palatogramas s e sh são feitos e contornados nas bandejas de base. Quando a cera está presente, o palatograma é delineado com a extremidade entalhada da espátula de cera; quando a bandeja de base está exposta, o contorno é feito com um lápis de marcação de vidro. Antes de iniciar o enceramento, os padrões para s e sh devem ser revistos. O contacto da língua para o s é sempre mais alto e mais anterior no palato, de modo que o contorno para o palatograma do s é a linha alta e inclui alguns dos dentes anteriores, e a linha do sh é sempre mais baixa e inclui menos dentes anteriores. A linha sh (linha baixa) é utilizada como guia no enceramento da área alveolar posterior, e a linha s (linha alta) é utilizada como guia no enceramento da área alveolar anterior. A porção anterior do traçado sh não é encerada até ao fim. O enceramento é iniciado à volta do primeiro molar, adicionando cera suficiente para proporcionar uma margem de 1 mm no colarinho. Em seguida, a linha de traçado baixa no palato é vista diretamente abaixo deste dente, e é adicionada cera suficiente ao palato para permitir um contorno uniforme entre esta linha e a margem do molar. De seguida, adiciona-se cera à volta dos dentes anteriores delineados pelo traçado s para proporcionar uma margem de ½ mm nos colos. Adiciona-se cera suficiente entre a linha de traçado e os dentes para apresentar um contorno uniforme. O enceramento na área dos bicúspides é efectuado utilizando as regiões anterior e molar como guia para adicionar cera à volta destes dentes para completar um contorno suave e uniforme entre estas áreas enceradas e a linha de traçado palatina. O enceramento à volta do segundo molar consiste em adicionar cera suficiente à volta deste dente para completar o contorno entre a linha de traçado palatina e a área encerada do primeiro molar. Depois de terminado o enceramento no outro lado do palato, deve ser efectuado um palatograma para verificar o contorno. Se a área estiver corretamente contornada, a linha de traçado da língua deve ser uniforme e estar cerca de 2 mm acima do original. Se a linha de traçado subir abruptamente numa área específica, essa área é demasiado espessa e deve ser reduzida até a linha de traçado ficar uniforme. Se a linha do traçado descer abruptamente numa área específica, essa área não é suficientemente espessa e será necessária cera adicional para obter um traçado uniforme. As fotografias do procedimento de enceramento são de um caso com reabsorção considerável do rebordo alveolar, e a utilização do palatograma para delinear a área e o enceramento em passos como descrito deve ajudar o principiante a estabelecer o contacto normal da língua nestes casos. Após alguma experiência, toda a área delineada pode ser encerada num único passo. O palatograma pode ser usado eficazmente para qualquer caso, incluindo a prótese imediata, se o padrão para o contacto normal da língua for mantido em mente e se for empregue uma observação sensata. A linha no palato que delineia o palatograma representa o ponto mais baixo de contacto da língua ao pronunciar s, e a área entre esta linha e o dente artificial deve ter um contorno uniforme e uma inclinação gradual sem convexidade ou concavidade excessivas. A quantidade de cera necessária para completar este contorno depende da extensão e do grau de reabsorção alveolar, e a cera deve ser adicionada apenas quando necessário para compensar a deficiência alveolar. Muitas vezes, não é necessário adicionar cera até à linha de traçado para completar o contorno e, por vezes, como no caso de reabsorção ligeira ou da prótese imediata, não é necessário adicionar cera, porque resta uma parte suficiente do rebordo alveolar para proporcionar um contorno adequado à moldeira de base. Ao usar o palatograma para estabelecer o contacto normal da lâmina da língua na pronúncia do s, as porções apropriadas dos aspectos laterais da área alveolar anterior são incluídas no contorno, deixando apenas a região entre as áreas de contacto lateral a ser considerada. A área desta região, que é a mais crítica para a pronúncia correcta do s, é a área a meio caminho entre os contactos laterais e diretamente acima do sulco mediano da língua. Ao pronunciar o s, a língua entra em contacto com a área alveolar para ocluir a porção lateral da cavidade oral e formar um canal para a corrente de ar entre o sulco mediano e o palato. Este canal estreita-se até formar um sulco no ápice da língua para restringir o fluxo de ar, de modo a que este escape como um assobio. Normalmente, este jato de ar sai pelas bordas incisais dos dentes para ser ouvido como o típico s, mas na dentadura, onde a disposição dos dentes foi alterada para acomodar a mecânica e a estética, é normalmente necessário fornecer um caminho de saída no palato, na área diretamente acima da ranhura no ápice da língua. A melhor forma de o fazer é inserir a prótese de prova e instruir o doente a pronunciar ess (not so) e segurá-la de modo a que o sulco no ápice da língua possa ser observado. A cadeira deve ser inclinada para trás e ligeiramente levantada para que o operador possa olhar para cima e para dentro da cavidade oral para determinar o carácter do sulco e a sua proximidade com o palato. É a área diretamente acima do sulco que deve ser alterada de acordo com a falha na pronúncia. Se o doente assobia e sibila ao pronunciar s, a área entre o sulco e a base da prótese é excessiva e terá de ser engrossada. Para o doente com um sulco profundo (o que é comum), é normalmente necessária uma ligeira elevação. Se o doente ceceia (substitui o s por th ou tem um s abafado e indistinto), não há espaço suficiente entre o sulco e a base da prótese, e a área terá de ser afinada. Se o sulco na língua for largo e pouco profundo, pode ser necessária uma depressão na base da prótese, e se não houver sulco na língua, será necessário um sulco na base da prótese diretamente acima do sulco mediano, como recomendado por Sears. Se o doente substituir sh por s, o jato de ar está provavelmente a escapar em direção à abóbada e a área acima do sulco terá de ser alargada em direção à língua. Esta extensão deve ser feita com cuidado, porque uma extensão excessiva irá ocluir a corrente de ar e os etts irão ocluir a corrente de ar e o sh será substituído pelo s. Não existe uma forma simples de corrigir a pronúncia incorrecta do s. A falha deve ser analisada, a área contornada deve ser analisada e o paciente deve ser informado sobre a sua pronúncia. A falha deve ser analisada, a área contornada e o som testado, depois reanalisado, re-contornado e testado novamente até que a pronúncia satisfatória seja alcançada. As palavras mais adequadas para o teste são as palavras curtas que contêm o som ess, como "hess", "guess", "less", "mess". O tempo necessário para corrigir um erro na pronúncia do s é um tempo bem gasto, porque é a imprecisão oral mais comum e mais persistente do doente com prótese e a que pode permanecer como um assobio caraterístico da prótese para desmentir a prótese. O contorno palatal adequado é a chave para a pronúncia correcta do s, ou de qualquer outra pronúncia, e o palato pode ser contornado para acomodar a fonética para qualquer disposição sensata de ambos, incluindo os casos bizarros de classe II e casos graves de relação maxilar de classe III. Há poucas dúvidas de que o carácter da corrente de ar dirigida entre os incisivos superiores e inferiores ao pronunciar o s será afetado pela relação destes dentes no momento da saída; por conseguinte, é possível suavizar ou aguçar o s aumentando ou diminuindo a quantidade de jato excessivo. No entanto, a direção de saída pode ser controlada pelo contorno palatino para permitir uma margem de manobra considerável na disposição dos dentes anteriores e ainda fornecer uma boa qualidade a este som. O contorno do palato anterior é completado pela adição de uma quantidade mínima de cera entre a linha de traçado baixa para o sh e as áreas de contorno lateral e médio-palatino para fazer uma junção suave. Deve-se ter cuidado para não engrossar as áreas de contacto laterais ou alterar o contorno mediano. Para assegurar que foi adicionada cera suficiente para proporcionar o contacto d a língua com as oclusivas t, d e n, deve ser feito um palatograma de t, to. Depois de completar o contorno palatino anterior, normalmente não é necessário mais nenhum contorno, mas os testes de fala devem ser repetidos com especial atenção à pronúncia de ch e j, porque ocasionalmente, ao contornar a região alveolar anterior média, a cera acumula-se no palato abaixo e interfere com a pronúncia destes sons. Se isto acontecer, deve ser feito um palatograma para o ch, cho para delinear a área de contacto da língua, de modo a que a alteração possa ser confinada a essa área. O uso de palatogramas para o contorno de toda a área alveolar será útil para aqueles que aderem à filosofia de colocar os dentes artificiais na mesma posição relativa da dentição. Se os dentes posteriores estiverem dispostos perto do centro do rebordo alveolar e os dentes anteriores dispostos de modo a ocuparem aproximadamente a mesma posição que os originais, então um palatograma na prótese de prova é uma ajuda para contornar o palato para um contacto normal. Se, no entanto, a filosofia de dispor os dentes de acordo com a vantagem mecânica for adoptada, então o palatograma teria um valor limitado no contorno da área alveolar posterior, porque os dentes posteriores ocuparão uma posição lingual em relação ao centro da crista nesta prótese. Um palatograma do s na prótese de prova, neste caso, revelaria um contacto limitado da língua na área alveolar molar, aumentando progressivamente até ao contacto normal na região anterior, e adicionar cera para simular um contorno alveolar natural na área molar seria um insulto mais grosseiro à fonética do que não adicionar cera para completar o contorno alveolar nesta área na prótese com a disposição dos dentes no centro da crista. A fonética é melhor servida nestes casos, mantendo a área alveolar posterior tão fina quanto possível e confinando o contorno palatino à região anterior. O espessamento da abóbada para estreitar o canal para o fluxo de ar facilita a pronúncia do s neste tipo de prótese, mas antes de adicionar cera à abóbada, deve ser feito um palatograma do k, ko para delinear a área de contacto posterior da língua com o palato, para que esta área possa ser excluída do enceramento. No entanto, se os dentes anteriores estiverem dispostos lingualmente em relação à posição do dente natural, irão interferir com a língua n o contacto palatal e impedir ou ocluir o fluxo de ar após o contacto ter sido feito na pronúncia do s. Por esta razão, em casos com reabsorção severa, em que a crista anterior não dá qualquer pista sobre a posição do dente natural, pode ser vantajosamente utilizado um palatograma na disposição dos dentes para assegurar que o contacto palatal da língua não é prejudicado.

DISCUSSÃO

As próteses completas são dispositivos protéticos que substituem os dentes da arcada superior ou inferior e são concebidas para devolver ao doente a capacidade de falar, mastigar e manter uma estética facial adequada. Estes estudos visam compreender o impacto das próteses completas na fala e identificar os factores que contribuem para o sucesso dos resultados fonéticos. O contacto da língua com a dentadura ocorre na região anterior entre os tubérculos dos caninos e incisivos e o palato médio é uma área importante. De acordo com Alexander et al., o jato de areia da prótese completa maxilar nestas áreas aumentará o desempenho da fala.[31]

Adaki R et al. avaliaram a eficácia do treino da articulação na fala de indivíduos que usavam próteses completas e os exercícios de treino direccionados melhoraram significativamente a articulação da fala, sugerindo que as intervenções de treino podem contribuir para uma maior clareza da fala com próteses[32].

Agrawl KK et al. insistiram na conceção e adaptação precisas de próteses para obter resultados óptimos em termos de fala. Avaliaram a inteligibilidade da fala e a qualidade da ressonância em pacientes com próteses completas. Os resultados revelaram que erros fonéticos específicos, tais como vogais e consoantes distorcidas, estavam presentes em utilizadores de próteses. Zakkula S et al. afirmaram que os efeitos da articulação da fala com o aumento da espessura da base da prótese podem levar a alterações na fala, particularmente na produção de consoantes.[34]

Mazzitelli C et al.,[35] afirmaram que a posição dos dentes anteriores pode influenciar os resultados fonéticos e estéticos em utilizadores de próteses completas. Os resultados indicaram que a posição dos dentes anteriores afectava significativamente a fala e a estética, sublinhando a importância de uma disposição cuidadosa dos dentes para obter resultados fonéticos e estéticos óptimos. Hideshima M et al. investigaram a influência de diferentes contornos palatais na fala de utilizadores de próteses totais. Os resultados indicaram que os desenhos da base da prótese com um contorno palatino mais plano resultaram numa melhor inteligibilidade da fala em comparação com as próteses com uma forma palatina altamente contornada. [36]

As próteses artificiais são substitutos dos dentes naturais perdidos e das estruturas de revestimento associadas. Estas substituições são necessárias para simular a relação harmoniosa dos dentes naturais durante o desempenho das funções essenciais de mastigação, deglutição, fala e respiração. Uma prótese que altere significativamente a posição dos dentes ou os contornos do palato pode afetar ou interferir com a articulação e inteligibilidade da fala. O papel da fonética no fabrico da prótese completa deve ser avaliado corretamente.[37] A fonética pode determinar a dimensão vertical existente nos doentes e também pode orientar e julgar a colocação adequada dos dentes artificiais anteriores, a localização da zona neutra, o vedante palatino posterior e outras áreas limítrofes da prótese completa. A fonética é uma caraterística fundamental da reabilitação protética e, se não for adequadamente considerada no plano de tratamento para uma reconstrução fixa ou removível, não se podem obter resultados satisfatórios. O uso das fricativas f e v, quando da disposição dos dentes anteriores, como sugerido por Landa, é uma ajuda para determinar a posição correcta dos incisivos superiores.[38]

Durante o arranjo dos dentes anteriores, pede-se ao paciente que repita "cinco, cinquenta e cinco, cinco cinquenta e cinco" enquanto o operador observa como o lábio inferior entra em contacto com os incisivos. Normalmente, o lábio inferior entra em contacto com as bordas incisais destes dentes ao pronunciar estes sons. Se os dentes tiverem sido orientados superiormente, o lábio inferior entrará em contacto com o lábio oposto em vez dos dentes. Se os dentes estiverem orientados para a lingual, o lábio entrará em contacto com as superfícies vestibulares em vez das bordas incisais.[39]

Silverman (1956) afirmou que o som sibilante 's' era um meio para determinar a dimensão vertical correcta. Ele estabeleceu o "espaço de fala mais próximo" e usou-o como área livre entre as dentaduras.[40]

1. McDowell E, no ano de 1938[38], afirmou que os sobretons na fala são amortecidos pelas paredes da boca, mas minimizou o efeito com a seguinte declaração: "o tamanho e a forma do palato duro, que actua como uma caixa de ressonância, têm provavelmente muito a ver com a qualidade da voz. No entanto, tantos outros factores com maior potencial na seleção de frequências estão a funcionar simultaneamente que o grau de influência das texturas do revestimento das cavidades é provavelmente muito pequeno.

2. Sears V.H, no ano de 1949[39] relatou que a pronúncia clara do 'S' resultará da modelação da área da crista mediana anterior de acordo com o tipo de língua. Ele recomenda fazer um sulco na área para a língua larga com um sulco mediano leve e a construção de uma crista nesta área para a língua com um sulco mediano profundo.

3. Silverman MM, no ano de 1952[40], sugeriu a utilização do método da fala para medir a dimensão vertical de um paciente antes da perda dos dentes naturais restantes e para reproduzir esta medida em próteses totais numa fase posterior. A distância entre a linha de oclusão cêntrica e o espaço de fala mais próximo, que por sua vez é a medida da dimensão vertical. O espaço de fala mais próximo mede a dimensão vertical quando a mandíbula e os músculos envolvidos estão na função plena ativa da fala; e é sugerido pelo autor como sendo o método mais científico e preciso para registar a dimensão vertical em comparação com o espaço livre.

As próteses totais devem reproduzir o mesmo espaço de fala mais próximo que o encontrado na dentição natural e foi sugerido como um meio de garantir que a dimensão vertical não deve ser aumentada

4. Silverman MM, no ano de 1953[41], concluiu que o método fonético de medição da dimensão vertical é um método fonético fisiológico que mede a D.V. através do espaço fonético. Este espaço é medido antes da perda dos dentes naturais remanescentes para nos dar a D.V. natural do paciente, que pode ser registada e utilizada em datas posteriores.

Nas próteses totais deve ser reproduzido o mesmo espaço de fala mais próximo que se encontra na dentição natural. Este espaço é também o meio de provar que a V.D. não deve ser aumentada.

5. Riper CV, no ano de 1954[42], afirmou que existem várias formas de fazer todos os sons da fala, a atividade compensatória da língua pode substituir as anomalias anatómicas dos lábios e dos maxilares. O resultado também pode ocorrer após o dentista ter interferido nos movimentos habituais. Existe, no entanto, um fator adicional de desconforto pessoal do doente, uma vez que este é chamado a fazer novos movimentos e ajustes difíceis e a correr o risco de proferir um discurso estranho.

6. Yippo A, no ano de [195443], no seu artigo - "The effect of dentures on speech" (O efeito das dentaduras na fala), fez um levantamento do trabalho de outros autores e dividiu-o em:

i) Casos normais comuns,
ii) Casos de fenda palatina congénita e adquirida para o efeito das próteses na fala. Concluiu que os melhores resultados eram obtidos colocando os incisivos superiores de modo a que os bordos quase não aparecessem abaixo do bordo inferior do lábio superior.

Afirmou também que durante a articulação dos dentais, ou seja, t, d, l, s, z, a ponta da língua toca o palato duro ou a parte posterior dos dentes da frente, pelo que quaisquer variações efectuadas no aspeto palatino dos dentes anteriores superiores conduzem a uma articulação diferente da original.

7. Kessler B, no ano de [195544], analisou o fator língua e as suas áreas de funcionamento na prótese dentária. Sugeriu que a compreensão da função da língua e da sua área de funcionamento, tanto na cavidade bucal como no espaço vestibular, é um pré-requisito para alcançar ou aproximar-se da prótese dentária ideal. A língua é uma parte necessária do instrumento da fala articulada; e também humedece os lábios para facilitar a fala. Actua como uma palheta num instrumento de sopro de madeira para efetuar variações nas qualidades do som. Tem o poder transitório e permanente de mudar de forma para efetuar um melhor discurso, padrões ou em função geral da maturação. O alinhamento dos dentes deve ser efectuado sem invadir o espaço funcional da língua. A base da língua é frequentemente "enganchada" pelos segundos molares inferiores, resultando em dentaduras inferiores instáveis. Em casos de aumento da língua, o autor sugeriu diminuir a irritação mecânica. A língua utiliza os dentes superiores e inferiores como trampolim para capitular palavras. A ponta da língua possui um sentido tátil extremamente percetível. Assim, o autor delineou o fator língua na fala.

8. Kaires A K, no ano de [195645] no seu artigo -" Palatal pressures of the tongue in phonetics and deglutition" mediu quantitativamente as variações das pressões palatinas da língua em dimensões verticais definidas:

i) Durante a pronúncia dos sons palatolingues
ii) Durante a deglutição.
Para além disso, tentou-se também averiguar a alteração dos valores fonéticos com a mudança da dimensão vertical. Concluiu-se que a língua era capaz de se adaptar às diferentes dimensões verticais de oclusão pré-determinadas. No entanto, verificou-se que durante a pronúncia de certos sons contendo palavras -

/t/, /d/, /m/, todos os strain gauges foram afectados. Foi também referido que evidenciar o efeito da alteração da dimensão vertical nos vários sons da fala foi um procedimento difícil. Este facto deveu-se à adaptabilidade do doente às dimensões verticais pré-determinadas. O paciente, no entanto, enfrentou certa dificuldade na pronúncia das sibilantes. Afirmou que os movimentos coordenados e uma língua sem restrições são dependentes do ato de falar e de engolir.

9. Kessler HE, no ano de 195746 , no seu artigo sobre fonética na construção de próteses, salientou a importância da fala como um meio essencial para a comunicação de ideias. Afirmou também que a utilização de um gravador de alta frequência com um contador de índices do tipo quilometragem é uma parte essencial do equipamento de um dentista. Este deve ser efetivamente utilizado pelo dentista para fins de terapia da fala. O autor utilizou dentes anteriores de muitas marcas diferentes de material para tratamento de próteses dentárias completas, um após o outro, na boca de diferentes pacientes e gravou as vozes dos pacientes de cada vez em cassete. Concluiu que tanto o dentista como o terapeuta da fala têm uma responsabilidade relativamente às considerações fonéticas dos pacientes. Isto deve ser ultrapassado através de uma análise adequada da fala e da educação do paciente para uma prótese mais foneticamente correcta.

10.Allen L R, no ano de 195847 , afirmou que, para desenvolver sons normais de S e SH, geralmente é necessário espessar a área delineada pelo palatograma do padrão palatino na base de prova encerada da maxila. Na maioria dos casos, também é necessário engrossar a área da papila incisiva para evitar que o jato de ar emitido pelo sulco mediano da língua escape em direção à abóbada. Verificou-se que a normalização da área de contacto palato-língua e o espessamento da área da papila incisiva facilitam a comunicação adequada e eliminam grande parte do período de prática pós-inserção.

11.Martone AL e Black JW 196248 no seu quarto artigo da sua série de artigos sobre, uma abordagem da prótese dentária através da ciência da fala, explicaram a fisiologia da fala. O autor dividiu o objetivo do tratamento protético em:

- Uma parte do sistema digestivo.
- Um aparelho estético.
- Uma parte do mecanismo da fala.

O autor explicou a fisiologia da respiração e a produção dos sons da fala. Segundo ele, os acontecimentos sucessivos que dão origem à produção da fala são os seguintes

i) Pressão de cobertura.
ii) Pressão de enrolamento excessiva
iii) Libertação momentânea do fluxo de pressão.

iv) Formando um obstáculo à respiração.
Com base nessas formulações, ele afirmou que a produção da fala pode ser:
i) Devido a um som vocal com/sem modulação, por exemplo, vogais (a, e, i, o, u).
ii) Devido a um som vocal com segunda modulação acompanhado de um bloqueio parcial ou total do ar, por exemplo, z.
iii) Devido a sons sonoros/vozeados que estão completamente bloqueados, por exemplo, plosivas (p, t, d, g, k, b).

Afirmou também que, para a produção dos sons /t/, a ponta da língua pressiona os dentes maxilares, a gengiva e a área das rugas. Assim, a quantidade de distribuição da pressão intra-oral é diferente para plosivas e consoantes. O autor, na sua série de artigos, forneceu assim uma base para a abordagem científica do fator fonético no tratamento protético.

12. Martone AL, Black JW, no ano de 1962[49], no seu quinto artigo da série de artigos intitulada "An approach to prosthodontics through speech science", discutiu a investigação da ciência da fala com significado protético. Salientou que a perda de dentes altera a cavidade articulatória e afecta o padrão de fala do indivíduo. Qualquer negligência por parte do operador na sua abordagem ao fator fonético sobrecarrega a língua e a sua adaptabilidade. O estudo foi dividido em duas grandes categorias:

1) As que dizem respeito às características físicas, como a velocidade de movimento, a pressão da sensibilidade e a alteração e substituição dos órgãos articulatórios.

2) Os que se preocupam com as características neurológicas inerentes, tais como hábitos de fala coordenados, compensação, inteligibilidade e feedback.

O autor salientou que o terço anterior do palato é a região mais crítica. Tem sido referido como o "campo de jogos da língua". A "fala" é a combinação do controlo dos músculos da articulação, da língua e da boca. Estes determinam a africação, a plosividade e o local de articulação. As interferências em qualquer um destes factores resultam num som diferente. Para efeitos do estudo, foi pedido a 50 falantes normais, sem placa artificial e com seis placas artificiais diferentes na região palatal, que falassem vogais e, posteriormente, foi feita uma análise subjectiva. As conclusões do estudo foram as seguintes:

1) As placas artificiais e a posição dos dentes influenciam a produção da fala.
2) As placas artificiais de aproximadamente 1 mm de espessura, lisas ou que reproduzem contornos naturais, têm pouco efeito na fala.

3) A constrição oral é prejudicial para a fala.
Por conseguinte, é fundamental que seja criado o espaço necessário para a língua e que o tratamento protético tenha uma interferência mínima nos hábitos da fala.

13. Martone A L, no ano de 1962[50] , no último da sua série de artigos "Clinical applications of concepts of functional anatomy and speech science to complete denture prosthodontics", discutiu a fase de diagnóstico. Segundo o autor, a fala de um indivíduo está intimamente relacionada com o estado físico e mental do indivíduo. Salientou também que a perda de dentes e a incapacidade de os substituir acaba por provocar um desvio e uma alteração na oclusão. Isto provoca a modificação dos três principais articuladores da fala: língua, lábios e dentes. O autor também afirmou que os defeitos na pronúncia das consoantes t e d se devem ao facto de os dentes anteriores maxilares estarem colocados demasiado longe na palatina. Estes sons são produzidos quando a língua se articula contra os dentes e o palato. Um contacto atrasado ou precoce da língua torna o som defeituoso. Resumiu a discussão salientando que os movimentos funcionais do doente têm de ser tidos em conta e aplicados durante o tratamento protético.

14. Meheringer E J no ano de 1963[51] estudou a utilização de padrões de fala como auxílio na reconstrução protética - segundo o autor - a articulação da FALA envolve uma galáxia de factores e não apenas alguns músculos das expressões inervados pelos nervos motores do tronco cerebral e do córtex motor.

O objetivo do artigo era:
1. Mostrar como o padrão de fala se desenvolve fisiologicamente.
2. Para ilustrar graficamente o formato fonético de base estabelecido.
3. Mostrar como os padrões de fala eram úteis para efeitos de registo.

Segundo o autor, os padrões de fala são os meios característicos pelos quais o indivíduo pode articular sons fonéticos em palavras. Foi também referido que, durante o formato do som da fala "n", os lábios são separados e a língua é elevada até ao palato para o fecho das vias aéreas laterais e anteriores. O mesmo acontece com o ch, m, s, etc. Resumiu que a restauração das funções orais de um indivíduo é um dos principais objectivos do tratamento protético. Se a prótese final for diferente da sua contraparte natural, os padrões funcionais e de fala do indivíduo também são perturbados. Concluiu que, para alcançar o padrão neuro-muscular correto do doente, é necessário ter uma visão dos padrões de fala do indivíduo. Isto constitui uma ajuda inestimável para um melhor tratamento protético.

15. Pound E, no ano de 1966[52] , sugeriu que, ao registar e interpretar certos movimentos mandibulares da fala, o paciente revela sete factos informativos que estão diretamente relacionados com o restabelecimento da posição original dos dentes mandibulares, da nitidez fonética e da harmonia oclusal. Para registar qualquer movimento direcional, tem de haver pelo menos dois pontos de controlo. A relação oclusal cêntrica é um ponto central e a posição "S" é utilizada para o outro. Ao ajustar os bordos incisais do dente inferior a esta relação funcional em "S", é feito automaticamente um registo da extensão dos movimentos para baixo e para a frente a partir da posição oclusal cêntrica. No caso de uma oclusão atípica de Classe I, começamos por estabelecer a posição mais agradável para os incisivos superiores e, em seguida, trabalhamos a posição dos dentes inferiores, colocando-os mais para a frente, mas mantemos 1 mm de espaço livre. Numa oclusão atípica de Classe II, os bordos incisais são reajustados para criar um espaço de ar aceitável para o som do "S". No caso de hábitos como o de empurrar a língua, foi sugerido um treino ou próteses preparatórias para corrigir o hábito.

16.Alan Lawson W, Bond E K, no ano de 1969[53], no seu artigo de revisão intitulado "Speech and its relation to dentistry and the effect of speech on variations in the design of dentures" (A fala e a sua relação com a dentisteria e o efeito da fala nas variações do desenho das dentaduras), discutiram as alterações na fala devido a várias formas de dentaduras. Eles apontaram as seguintes alterações:

1) Se os anteriors superiores forem colocados para trás palatalmente (centrais sozinhos ou centrais, laterais e caninos) produz-se um bloqueio total do canal de ar e afecta /t/, /d/, /tsh/,
Sons /dz/, /th/, /s/ e /z/.
2) Se houver gengiva espessa atrás dos anterossuperiores, o canal de ar é bloqueado novamente, resultando em alterações nos sons /t/, /d/, /th/.
Concluíram que a eliminação dos defeitos da fala de origem dentária passa pela compreensão do mecanismo geral da fala e pelo conhecimento do papel desempenhado pelas estruturas orais na articulação da fala.

17. Pound E, no ano de 1970[54], discutiu os pontos altos da confeção de próteses personalizadas e mostrou como o desenho e a posição dos dentes anteriores e posteriores são influenciados e muito simplificados pela correção destes com a fala articulada. Este artigo também explica porque é que a oclusão está correlacionada com a fala e os métodos para restaurar a dimensão vertical oclusal, os níveis do plano oclusal, a posição dos dentes anteriores superiores, a posição dos dentes anteriores inferiores e um meio para desenvolver as superfícies oclusais artificiais de forma a aumentar a estabilidade e a eficiência da prótese em harmonia com o ciclo mastigatório. Foi formulada uma nova abordagem para a solução de muitos dos problemas discutíveis na construção de próteses completas. Consistia na disposição dos dentes anteriores do maxilar de forma fresca, actos como a exposição dos dentes, o suporte labial, etc. e a posição dos bordos incisais dos dentes superiores, de modo a que estes fizessem uma vedação definitiva contra o lábio inferior, no seu centro ou por lingual. De seguida, os dentes inferiores foram dispostos em posição de "S", em harmonia com os anteriores superiores, de modo a obter uma dicção clara. Foi sugerido que qualquer tipo de oclusão desenvolvida é normal e que, se for alterada, a clareza da fala e/ou a estética serão afectadas.

Em seguida, foi registada a extensão da retrusão mandibular a partir da posição "S" e foi obtida a orientação incisal, fazendo os ajustes necessários no articulador.
Os dentes posteriores foram dispostos ocupando o espaço criado entre duas linhas desde a face mesial do incisivo inferior até à face lingual e vestibular da almofada retromolar.
Foram revistos os valores derivados do refinamento progressivo da função desta

informação, através do uso controlado de próteses de tratamento de diagnóstico que incorporam material de tratamento de tecidos e um esquema oclusal de funcionamento livre.

18. Harley W T, no ano de 1972[55], no seu artigo sobre palatografia dinâmica, realizou um estudo dos contactos linguopalatais durante a produção de sons consonantais seleccionados. Salientou a função dos articuladores que actuam como válvulas para parar completamente a corrente de ar em espaços estreitos para a sua passagem. Estes incluem os lábios, os bordos internos das pregas vocais, a mandíbula, o velum, as paredes da faringe, o osso hioide, os dentes, a língua e o palato duro. O movimento destas estruturas é designado por articulação e produz diferentes sons da fala. A palatografia dinâmica foi utilizada para estudar as áreas de contacto linguodentais e linguopalatais durante a articulação de consoantes com uma vogal. As consoantes seleccionadas foram /t/, /d/, /l/, /n/, /s/. Cada uma destas consoantes foi combinada com uma vogal "ah". Foram colocados doze eléctrodos na resina acrílica. Os sujeitos foram testados duas vezes num intervalo de um mês para permitir uma acomodação suficiente do aparelho. Concluiu-se que a face lateral do palato e a papila incisiva são as zonas mais frequentadas pela língua durante a fala.

19.Chierici G, Lawson L, no ano de 1973[56], estudou as considerações clínicas da fala em prostodontia, na perspetiva de um prostodontista e de um patologista da fala. Considerou as várias dimensões da produção da fala separadamente. Para o efeito, foram avaliadas sete funções relacionadas e a sua importância.

1) **Respiração**: o fenómeno da respiração é gerado pelos músculos inter-costais e pelo diafragma. Durante a fala, a taxa de troca de ar por minuto é acelerada, o número de respirações por minuto é reduzido, a respiração é mais profunda, a taxa de inspiração é ligeiramente aumentada e a taxa de expiração é reduzida.

Deve ser evitado um tratamento protésico que interfira com o processo fisiológico normal de respiração durante a fala.
2) **Fonação**: Durante a fala, o fluxo de ar através da traqueia inicia a vibração das cordas vocais.

3) **Ressonância**: o som produzido no local das cordas vocais é modificado quando passa por várias câmaras, por exemplo: faringe, cavidade oral, cavidade nasal. O volume excessivo das próteses altera o tamanho da cavidade oral, reduzindo-a, e pode afetar o padrão de ressonância.

4) **Articulação da fala**: A coluna de ar, assim produzida, é irradiada para o exterior. É formada em elementos significativos da fala pelos movimentos do palato, da mandíbula, dos dentes, da língua e dos lábios. Este processo é designado por "articulação".

A articulação precisa requer o contacto da língua com os dentes, a área alveolar, o palato duro ou mole. A falta de dentes anteriores exige a compensação dos sons linguodentais ou labiodentais. Embora se possa desenvolver um discurso inteligível, a articulação exacta raramente é conseguida.

5) **Audição:** É importante reconhecer qualquer forma de deficiência auditiva nos doentes. Isto significa que as distorções nas articulações do discurso podem estar associadas a perturbações auditivas.

6) **Função neurológica:** É da maior importância distinguir os defeitos da fala associados a perturbações neurológicas dos relacionados com o tratamento protético.

7) **Comportamento emocional:** A atitude emocional dos pacientes em relação ao tratamento protético influencia os pacientes. Esta situação requer aconselhamento psicoterapêutico.

Concluiu que a condição de cada paciente deve ser cuidadosamente avaliada para que a prótese seja capaz de proporcionar um ambiente ótimo para a sua acomodação e aceitação no sentido de uma fala mais natural.

20. **Pound E no ano de** [197757] referiu o som / s / como um guia para estabelecer a dimensão vertical correcta. O autor mencionou que, para obter uma distância anterior óptima, o som / s / deve ser utilizado como ajuda. No entanto, este deve ser imediatamente seguido de uma vogal. Este método baseou-se no facto de o corpo da mandíbula assumir uma posição horizontal e vertical facilmente registável e repetitiva quando o sujeito se encontra na posição / s / durante a fala.

21. **Ritchie GM, Ariffin YT no ano de** [198158] efectuaram um estudo sobre a análise sonográfica dos sons da fala com posições variáveis dos dentes anteriores superiores. Este estudo foi efectuado para investigar o efeito da variação da posição dos dentes anteriores na fala de utilizadores de próteses e a adaptabilidade da língua a dimensões intra-orais alteradas. Foram construídas próteses completas para cada sujeito. Seis réplicas de próteses superiores foram construídas utilizando uma técnica de duplicação e fabricadas para se articularem com próteses inferiores completas. A posição dos dentes anteriores superiores foi alterada e estas alterações foram designadas por condições. As diferentes condições eram de sete tipos:

Condição I - indivíduo sem prótese dentária.
Condição II - incisivos centrais superiores a 12 mm da papila incisiva. Condição III - mesmo posicionamento dos dentes, mas afinamento da área das rugas.
Condição IV - incisivos centrais superiores 2 mm anteriores à posição padrão como na condição II.
Condição V - incisivos centrais superiores 4 mm anteriores à posição padrão como na condição II.

Condição VI - incisivos centrais superiores 2 mm posteriores à posição padrão como na condição II.

Condição VII - incisivos centrais superiores 4 mm posteriores à posição padrão como na condição II.

Os sons de teste escolhidos foram tee, chee, see e as gravações foram feitas numa sala à prova de som com o microfone a uma distância de 40 cm do sujeito. A análise espectrográfica foi efectuada posteriormente. Mencionaram que os sons de tee são formados com a ponta da língua a tocar nas superfícies linguais dos dentes anteriores superiores e a sair com um som explosivo ou "Burst". Foi observada uma alteração no som do tee em diferentes condições durante a análise espectrográfica. Os autores concluíram que os espectrógrafos podem ser utilizados para analisar e interpretar as dificuldades de fala relacionadas ao tratamento protético.

22. Tobey EA, Finger IM, no ano de 1983[59]**, defendem** a ideia de que, uma vez que os dentes anteriores desempenham um papel importante na produção de determinados sons, qualquer prótese colocada perto ou a substituir os dentes altera a produção da fala. Segundo os autores, como o volume d a cavidade oral é alterado com a inserção da prótese, observa-se uma variação na articulação da fala. Para tal, os autores realizaram um estudo acústico dos sons produzidos com e sem prótese e da adaptação ativa versus passiva. Foram seleccionados 10 indivíduos e foram gravadas palavras-alvo especiais em dois intervalos diferentes: 1) sem prótese e 2) imediatamente após a colocação da prótese. Concluíram que os efeitos acústicos passivos são notados para sons produzidos com uma relação língua-palato alta; no entanto, foram observadas alterações articulatórias activas quando havia uma relação língua-palato baixa.

23. Riski JE, DeLong E, no ano de 1984[60]**,** realizaram um estudo sobre o desenvolvimento da articulação de crianças com fenda labial/palatina e sugeriram que, à medida que a gravidade da fenda aumenta, a gravidade do défice de articulação também aumenta. A idade e o tipo de fenda foram factores estatisticamente significativos no desenvolvimento de competências articulatórias normais. As crianças com fenda labial parecem ser um grupo homogéneo de fala caracterizado por um desenvolvimento normal da articulação. No entanto, as crianças com fissura palatina permaneceram como um grupo heterogéneo no que diz respeito ao seu desempenho no teste de articulação.

24. Fletcher SG no ano de 1988[61] investigou mudanças nas dimensões e padrões de articulação para compensar diferentes quantidades de tecido da língua excisado durante a glossectomia parcial e observou que o local de articulação foi deslocado para partes do trato vocal congruentes com a morfologia lingual cirurgicamente alterada dos falantes. Certas propriedades métricas dos gestos articulatórios, como a largura do sulco sibilante, foram mantidas.

25.**Turner GE, Williams WN, no ano de 1992,** afirmaram que a gestão protética óptima da parte palato-faríngea requer uma interação estreita entre o protésico e o patologista da fala na utilização da videofluoroscopia e da videonasofibroscopia para a conceção, colocação e modificação da prótese. A função da porta palato-faríngea durante a produção de amostras controladas de fala conectada pode ser observada a partir de fluoroscopia de múltiplas vistas, incluindo projecções laterais e frontais. Tal como a fluoroscopia, a naso-endoscopia pode ser utilizada para observar e registar a função do porto palato-faríngeo durante a fala.

26.**Burnett CA, Clifford TC no ano de 1993**[63] estudaram o espaço de fala mais próximo durante a produção de sons sibilantes e o seu valor no estabelecimento da dimensão vertical da oclusão. O objetivo da sua investigação era determinar se a produção de sons sibilantes envolvia a adaptação de uma posição da mandíbula que correspondesse ao espaço de fala vertical mais próximo. 30 indivíduos adultos jovens tiveram o seu espaço de fala mais próximo determinado durante três testes fonéticos separados, utilizando um cinesiógrafo e um programa de software de rastreio da mandíbula Bio-pak. Concluiu-se que os sujeitos variavam em relação ao grupo de sons sibilantes produzidos e que um único som de palavra sibilante não dá uma indicação fiável da dimensão vertical de fala mais pequena.

27.**Singh VJ, Bharadwaj G, Chandrasekaran Nair K, no ano de 1997**[64] , realizaram um estudo clínico para observar a posição da língua na fala e a posição da língua para quatro consoantes seleccionadas, /s/, /k/, /l/, e /t/, através de uma abertura na bochecha de um doente e verificaram que as variações na posição da língua eram insignificantes. Embora o doente tivesse um grande defeito facial, a clareza da fala também não foi afetada.

28.**Farley DW, Jones JD, Cronin RJ no ano de 1998**[65] apresentaram uma revisão da mecânica da fala, bem como problemas de fala comuns encontrados com uma prótese maxilar removível. Foi demonstrado o uso de um palatograma para ajudar o clínico na avaliação e resolução de problemas de fala associados a uma prótese maxilar.

29.**Tachimura T, Nohara K, Hara H, Wada T no ano de 1999**[66] realizaram um estudo clínico para avaliar a mudança na atividade do músculo elevador palatino de falantes normais em associação com a elevação do véu palatino usando uma prótese experimental de elevação palatina e concluíram que a gravidade da incompetência velofaríngea pode estar relacionada em parte com a mudança na atividade do elevador em associação com a pressão do ar oral. O efeito de um aparelho fonador para corrigir a incompetência velofaríngea pode consistir não apenas na obturação mecânica da velofaringe, mas também na alteração da função velofaríngea, tornando-a semelhante à dos falantes normais. Além disso, é provável que o sistema velofaríngeo possa ser bem regulado de modo a apresentar um resultado consistente da função velofaríngea.

30. Burnett AC, Clifford TJ, no ano de 199967, no seu estudo sobre o envelope mandibular da fala em indivíduos com e sem desgaste dos dentes incisais, descreveram um envelope mandibular de movimento durante a fala para 2 grupos de indivíduos. Um grupo de sujeitos sem desgaste dentário e o outro com desgaste dentário incisal. O autor concluiu que o envelope dos movimentos mandibulares durante a fala diferia em dimensão e posição para os dois grupos investigados.

31. Seifert E, Runte C, Riebandt M, Lamprecht - Dinnesen A, Bollmann F no ano 200068 estudaram o efeito da prótese dentária nos parâmetros vocais e concluíram que as variações da espessura e/ou volume das dentaduras e da dimensão vertical e horizontal da oclusão podem resultar em alterações audíveis imprevisíveis na voz. Os pacientes devem ser informados sobre os possíveis efeitos de próteses modificadas ou novas na sua voz.

32. Shifman A, Finkelstein Y, Nachmani A ,Ophir D no ano 200069 introduziram o uso de obturação nasofaríngea em vez de elevação palatina para o tratamento da incompetência velofaríngea e concluíram que as próteses de auxílio à fala com extensão de fio usadas pelos pacientes eram uma abordagem de tratamento eficaz para a incompetência velofaríngea. O controlo nasofaringoscópico é obrigatório para maximizar o efeito do fecho velofaríngeo em torno da secção nasofaríngea da prótese em função, mas permite uma respiração nasal livre. Os pacientes com incompetência velofaríngea devem ser cuidadosamente adaptados para o tratamento protético, devido ao contingente de não-conformidade.

33.Schierano G, Mozzati M, Bassi F, Preti G, no ano de 200170 , efectuaram um estudo clínico para avaliar a influência da abóbada palatina de resina na fala mais próxima com próteses completas e concluíram que o espessamento da abóbada palatina de resina pode ser um procedimento útil para aumentar a DVO, nos casos em que esta é demasiado baixa do ponto de vista estético.

34.Rieger J, Wolfaard J, Seikaly H ,Jha N no ano de 200271 revelaram que a fala sem obturador é significativamente diferente do estado pré-operatório, enquanto a fala com obturador não difere significativamente do estado pré-operatório, enquanto a fala com obturador não difere significativamente dos valores de nasalância mais pobres do que os indivíduos com envolvimento apenas do palato duro e concluíram que a reabilitação com um obturador maxilar é bem sucedida na restauração da função da fala pré-operatória. A reabilitação de indivíduos com envolvimento do palato mole pode ser mais difícil.

35.Hongama S, Ishikawa M, Kawano F, Ichikawa T no ano de 200272 descreveram o fabrico de uma prótese completa com prótese removível de elevação do palato e uma avaliação clínica da estabilidade da prótese e concluíram que as próteses eram 24,4% menos estáveis quando a prótese de elevação do palato estava colocada e eram geralmente mais fáceis de deslocar do que as próteses convencionais. Esta dentadura com prótese removível de elevação palatina é útil para pacientes com disfunção do palato mole envolvendo discurso hipernasal que têm dificuldade em reter a prótese enquanto comem.

36.Runte C, Tawana D, Dirksen D, Runte B, Lamprecht-Dinnesen A, Bollmann F no ano de [200273] Concluíram que a posição dos incisivos superiores influencia a produção do som /s/. O deslocamento dos incisivos superiores deve ser considerado uma causa de alterações imediatas na distorção do som /s/. Portanto, os dentes da prótese devem ser colocados na posição original do dente com a maior precisão possível. Os seus resultados também indicam que as reacções neuromusculares são mais importantes para as distorções iniciais dos sons da fala do que as alterações aerodinâmicas nas áreas anteriores produtoras de sons da fala.

37.Meier B, Luck O, Harzer W, no ano de [200374] , concluíram que o método de registo manual só pode ser utilizado em relação às consoantes mm. A fala da palavra "Ohio" produziu valores excessivamente altos em todos os métodos, de modo que esta palavra teve de ser rejeitada como amostra de fala. O registo cefalométrico produziu valores com ligeiras variações interindividuais. Na prática, porém, este método não é adequado para uso em pacientes ortodônticos, devido à exposição adicional à radiação envolvida na produção de um cefalograma lateral adicional. Para uma boa reprodutibilidade, é essencial a prática ou a repetição frequente do método de medição antes da medição definitiva.

38. Pigno M A, Funk J E no ano de [200375] descreveram o tratamento protético de um paciente desdentado com glossectomia total com um procedimento de moldagem personalizado não convencional para desenvolver e registar o suporte adequado do lábio inferior e da bochecha. Também d i s c u t i r a m   algumas questões envolvidas na gestão protética do paciente com glossectomia total.

CONCLUSÃO

As dificuldades de fala como sequelas da reabilitação oral com próteses completas são geralmente um problema transitório. Quando surgem, as dificuldades podem não ser facilmente resolvidas. Por isso, devem ser feitos esforços para as evitar, através de registos ou avaliação da fala antes do tratamento e da prestação de informações aos doentes sobre o provável desvio inicial da fala normal, imediatamente após a reabilitação oral. Se as dificuldades persistentes em pronunciar determinados sons ou outras perturbações da fala persistirem durante mais de 2 a 4 semanas, recomenda-se o seguinte protocolo

1. Se o doente tiver experiência anterior com próteses completas, compare o novo conjunto com o antigo para diagnosticar possíveis diferenças de design significativas para a produção da fala.

2. Efetuar as modificações necessárias; a cera macia pode ser útil.

3. Mandar verificar a audição do doente. Um défice auditivo prolonga o período de adaptação e torna-o mais difícil.

4. Se o problema relatado/percebido não puder ser resolvido por métodos dentários, o paciente deve ser encaminhado para o patologista da fala.

No passado, esperava-se que o terapeuta da fala se encarregasse do diagnóstico e da gestão das pessoas que sofrem de perturbações da fala. No entanto, uma elevada proporção de crianças ou pessoas encaminhadas para o terapeuta da fala sofrem de doenças que afectam diretamente a estrutura e a função dos lábios, da língua e do palato, ou sofrem de condições que são as causas primárias das suas dificuldades de fala, por exemplo, deficiência mental ou perda de audição, e muitas apresentam anomalias psiquiátricas que podem ser primárias ou secundárias à sua deficiência de fala. Nas próteses maxilofaciais, o clínico pode ter a responsabilidade de restabelecer a integridade velofaríngea para proporcionar o potencial para um discurso aceitável. O maior grupo de doentes com defeitos da fala é o dos doentes com fendas congénitas do palato mole. A maioria dos defeitos adquiridos do palato mole resulta de ressecção cirúrgica de doença neoplásica/trauma. O protésico desempenha um papel importante no restabelecimento da fala nestes doentes, através da colocação de próteses de elevação do palato. Não só o rosto, mas também a fala reflectem o ser interior de um indivíduo. Qualquer anomalia ou defeito na mesma pode afetar a sua psicologia e o seu comportamento social. Por conseguinte, um protésico desempenha um papel fundamental na compreensão dos mecanismos básicos envolvidos nas várias patologias da fala e fornece um tratamento prudente para as mesmas, de modo a melhorar a personalidade de um indivíduo.

REFERÊNCIAS

1. Prendergast WK. Fonética e defeitos da fala em dentisteria protética, J Canad Dent Ass 1935;1: 295-308.

2. McDowell E. O papel do treino da fala num programa de tratamento ortodôntico. Int J Orthodontia 1936;22:105-13.

3. Moisés ER. Palatografia e melhoria da fala. J Speech and Hearing Disorders1939; 4(2):103-14.

4. C-Hanson. Palatografia como ajuda para o aperfeiçoamento dos movimentos articulatórios. J Speech disorders 1941;6(3):115-24.

5. Sears VH. Principles of Techniques for complete Denture Construction (Princípios de Técnicas para a Construção de Dentaduras Completas). The C V. Mosby Co., St. Louis, pp.1949;312-25.

6. Wright CR, Muyskens JH, Strong LH, Westerman KN, Kingery RH, Williams ST.Um estudo da língua e a sua relação com a estabilidade da prótese. J A D A 1949;39:269-75.

7. Pound E. Estética e Fonética na construção de próteses totais. J Australia 1951;23: 126-34.

8. Silverman MM. O método de fala na medição da dimensão vertical. J Prosthet Dent 1952; 3(2): 192-99.

9. Silverman MM. "A dimensão vertical não deve ser aumentada". J Prosthet Dent. 1952; 2: 188-97.

10. Van Riper C. Speech correction: Principles and Methods, ed. 3, Nova Iorque, 1954, Prentice Hall, Inc.

11. Yippo A. "O efeito das dentaduras na fala". J Prosthet Dent1954; 5(2): 224-41.

12. Kessler B. "Uma análise do fator língua e das suas áreas de funcionamento na prótese dentária". J Prosthet Dent 1955; 5(5): 628-35.

13. Yippo A: The effect of dentures on speech, Internat D J 1955; 5:225-40.

14. Kaires A K. "Pressões palatinas da língua na fonética e na deglutição". J Prosthet. Dent 1956; 305-15.
15. Kessler H E. "Phonetics in denture construction" (Fonética na construção de próteses). J Am Dent Assoc 1957; 54: 347-51.
16. Martone AL. Estudos clínicos para determinar a altura óptima da abóbada

palatina em relação ao desempenho fonético Int Dent J1957; 7:573.

17. Allen L R. "Fonética melhorada na construção de dentaduras". J Prosthet Dent1958; 8(5): 753-63.

18. Rothman R. "Considerações fonéticas na prótese dentária". J Prosthet Dent. 1961; 11(2): 214-23.

19. Martone AL, Edwards H. "The phenomenon of function in complete denture prosthodontics Part II" (O fenómeno da função na prótese dentária completa - Parte II). J Prosthet Dent 1962; 12(1): 4-27.

20. Martone AL, Edwards H. "The phenomenon of function in complete denture prosthodontics Part III" (O fenómeno da função na prótese dentária completa - Parte III). J Prosthet Dent 1962; 12(1): 207-19.

21. Martone AL, Black JW. "O fenómeno da função na prótese dentária completa - Uma abordagem à prótese dentária através da ciência da fala. Parte IV. Fisiologia da fala". J Prosthet Dent 1962; 12(3): 408-19.

22. Martone AL, Black JW. "O fenómeno da função na prótese dentária completa - Uma abordagem à prótese dentária através da ciência da fala - Parte V. Investigação da ciência da fala com significado para a prótese dentária". J Prosthet Dent 1962; 12(4): 628-36.

23. Martone AL, Black JW. "O fenómeno da função na prótese dentária completa - Aplicações clínicas de conceitos de anatomia funcional e ciência da fala à prótese dentária completa. Parte VI. A fase de diagnóstico". J Prosthet Dent 1962; 12(5): 816-34.

24. Mehringer EJ. "O uso de padrões de fala como um auxílio na reconstrução protética".J Prosthet Dent 1963; 13(5): 824-38.
25. Maritato F R, Douglas J R. "Complete dentures - A positive guide to anterior tooth placement". J Prosthet Dent 1964; 14(3): 848-53.

26. Morley M. The development and disorders of speech in childhood,1965. 2nd edn. London: Churchill Livingstone.

27. Pound E. "Os movimentos mandibulares da fala e os seus sete valores relacionados". J Prosthet Dent 1966; 16(3): 834-43.

28. Sharry JJ. Complete denture prosthodontics .3rd editition.1968;Blakiston publishers.

29. Heartwell CM . Syllabus of complete denture . 4a edição, Varghese publishing house, bombay 1992.
30. Lawson W A. "A fala e a sua relação com a medicina dentária". Prosthet Dent

1969; 19(5): 150- 57.

31. Pound E. "Utilizar a fala para simplificar um serviço de prótese personalizado". J Prosthet Dent 1970; 24(6): 586-600.

32. Alexander JH, Holste T. Análise da superfície palatina modificada para melhorar a fala em pacientes edêntulos: Um estudo clínico-analítico.Technol Health Care 2006;14(2):11- 13.

33. Adaki R, Meshram S, Adaki S. Análise acústica e inteligibilidade da fala em pacientes que usam próteses convencionais e próteses de incorporação de rugas. J Indian Prosthodont soc 2013;13(4);413-20.

34. Agrawl KK, Singh BP, Chand P, Patel BS. Impacto do atraso no tratamento protético da insuficiência velofaríngea na qualidade de vida. Ind J Dent Res 2011;22(2):356-58.

35. Zakkula S,Sreedevi B,Anne G, Manne P. Avaliação da espessura da placa palatina da prótese maxilar na fonação - Um estudo clínico comparativo. J Clin Diagn Res 2014;8(4):11-13.

36. Hideshima M, Inukai S, Katsuki A, Matsuura H. Influência de diferentes contornos palatais na fala em utilizadores de próteses completas. J Prosthet Dent 2015;99(3):243-48.

37. Mazzitelli C, Giovannetti M. Análise fonética e posição do dente anterior maxilar; um estudo piloto sobre resultados preliminares.2016.J Clin Diagn Res 2016;8(6012-13.

38. McDowell E. O papel do treino da fala num programa de tratamento ortodôntico. Int J Orthod 1936;22:105-13.

39. Sears VH. Princípios de técnicas para a construção de próteses completas. O CV. Mosby Co., St. Louis, pp.312-15.

40. Silverman M.M. "O método falante na medição da dimensão vertical". J Prosthet Dent 1952; 3(2): 192-99.

41. Silverman M.M. "A dimensão vertical não deve ser aumentada". J Prosthet Dent 1953; 2: 188-97.

42. Riper CV. "Tratamento de dentes anteriores mal posicionados em adultos". J Prosthet Dent 1953; 30(1): 43-9.

43. Yippo, A: O efeito das dentaduras na fala. J Int Dent1954; 5:225-40.

44. Kessler B. "Uma análise do fator língua e das suas áreas de funcionamento na

prótese dentária". J Prosthet Dent 1955; 5(5): 628-35.

45. Kaires AK. "Pressões palatinas da língua na fonética e deglutição". J Prosthet Dent 1956; 305-15.

46. Kessler HE. "Fonética na construção de próteses". J Am Dent Assoc 1957; 54: 347-51.

47. Allen LR. "Fonética melhorada na construção de próteses". J Prosthet Dent1958; 8(5): 753-63.

48. Martone AL, Black JW. "O fenómeno da função na prótese dentária completa - Aplicações clínicas de conceitos de anatomia funcional e ciência da fala à prótese dentária completa. Parte VI. A fase de diagnóstico". J Prosthet Dent 1962; 12(5): 816-34.

49. Martone AL. Estudos clínicos para determinar a altura óptima da abóbada palatina em relação ao desempenho fonético. J Int Dent 1957; 7:573-75.

50. Martone AL, Black JW. "O fenómeno da função na prótese dentária completa - Uma abordagem à prótese dentária através da ciência da fala - Parte V. Investigação da ciência da fala com significado para a prótese dentária". J Prosthet Dent 1962; 12(4): 628-36.

51. Mehringer EJ. "O uso de padrões de fala como um auxílio na reconstrução protética".J Prosthet Dent 1963; 13(5): 824-38.
52. Pound E. "Os movimentos mandibulares da fala e os seus sete valores relacionados". J Prosthet Dent 1966; 16(3): 834-43.

53. Alan Lawson W, Bond EK. "A fala e a sua relação com a medicina dentária". J prosthodontics 1969; 19(5): 150-57.

54. Pound E. "Utilizar a fala para simplificar um serviço de prótese personalizado". J Prosthet Dent 1970; 24(6): 586-600.

55. Harley W T. "Dynamic palatography-A study of linguopalatal contacts during the production of selected consonant sounds". J Prosthet dent 1972; 27(4): 364-75.

56. Chierici G, Lawson L. "Considerações clínicas sobre a fala em prótese dentária: Perspectivas do prostodontista e do patologista da fala". J Prosthet Dent 1973; 29(1): 28-39.

57. Pound E. "Removable prosthodontics Let /s/ be your guide" (Dentisteria protética amovível: deixe o /s/ ser o seu guia). J Prosthet Dent 1977; 38(5): 482-88.

58. Ritchie G M, Ariffin Y T. "Sonographic analysis of speech sounds with varying positions of the upper anterior teeth" (Análise ultra-sonográfica dos sons da fala com diferentes posições dos dentes anteriores superiores). J Dent 1981; 10: 17-27.

59. Tobey E A ,Finger I M. "Active versus passive adaptation : An acoustic study of vowels produced with and without dentures". J Prosthet Dent 1983; 49(5): 314-20.

60. Riski J E, Delong E. Articulation development in children with cleft lip/palate. Cleft Palate J. 1984 April. 21(2):57-64.

61. Fletcher S G. Speech production following partial glossectomy (Produção da fala após glossectomia parcial). J Speech Hear Disord. 1988 Aug.53 (3):232-38.
62. Turner GE, Williams WN. "Predicting midsagittal pharynx shape from tongue position during vowel production" J Speech Language Hearing Res 1991; 42: 592-603.

63. Burnett C A, Clifford T C. "Closest speaking space during the production of sibilant sounds and its value in establishing the vertical dimension of oclusion". J Dent Res 1993; 72(6): 964-67.

64. Singh V J, Bharadwaj G, Nair K C. "Direct observation of tongue positions in speech - A patient study". Int J Prosthodont 1997; 10: 231-34.

65. Farley D W, Jones J D, Cronin R J. Avaliação palatográfica de próteses completas maxilares: J Prosthodont 1998 Jun; 7(2):84-90.

66. Tachimura T, Nohara K, Hara H, Wada T. Efeito da colocação de um aparelho de fala na atividade do músculo elevador do véu palatino durante o sopro. Cleft palate Craniofac. 1999 May: 36(3):224-32.

67. Burnett AC, Clifford T J. "The mandibular speech envelope in subjects with and without incisal tooth wear". Int J Prosthodont 1999; 12: 514-18.

68. Seifert E , Runte C, Riebandt M, Lamprecht-Dinnesen A, Bollmann F. "Spectral analysis of /s/ sound with changing angulation of the maxillary central incisors". Int J Prosthodont 2000; 15: 254-58.

69. Shifman A,Finkelstein Y, Nachmani A,Ophir D. "Speech-aid prostheses for neurogenic velopharyngeal incompetence". J Prosthet Dent 2000; 83: 99-106

70. Schierano G, Mozzati M, Bassi F, Preti G. Influência da espessura da abóbada palatina de resina no espaço de fala mais próximo com próteses completas. J Oral Rehabil 2001 ; (10):903-08.

71. Rieger J, Wolfaard J, Seikaly H, Jha N. "Resultados da fala em pacientes reabilitados com próteses obturadoras maxilares após maxilectomia: Um estudo prospetivo". Int J Prosthodont 2002; 15: 139-44.

72. Hongama S, Ishikawa M, Kawano F, Ichikawa T. "Prótese completa com uma prótese de elevação palatina amovível: Um relato de caso e avaliação clínica". Quintessence Int 2002; 33: 675-78.

73. Runte C, Tawana D, Dirksen D, Runte B, Lamprecht-Dinnesen A, Bollmann F, Seifert E, Danesh G. "Spectral analysis of /s/ sound with changing angulation of the maxillary central incisors". Int J Prosthodont 2002; 15: 254-58.

74. Meier B, Luck O, Harzer W. Folga interoclusal durante a fala e na posição de repouso mandibular Uma comparação entre diferentes métodos de medição. J Orofac Orthop 2003; 64(2):121-34

75. Pigno M A, Funk J J. "Prosthetic management of a total glossectomy defectomy after free flap reconstruction in an edentulous patient: Um relatório clínico". J Prosthet Dent 2003; 89: 119-22.

76. Mehringer EJ. "A utilização de padrões de fala como uma ajuda na reconstrução protética". J Prosthet Dent 1963; 13(5): 824-38.

77. Meier B, Luck O, Harzer W. Folga interoclusal durante a fala e na posição de repouso mandibular Uma comparação entre diferentes métodos de medição. J Orofac Orthop 2003;64(2):121-34

78. Morley M. The development and disorders of speech in childhood,1965. [2nd] edn. London: Churchill Livingstone.

79. Moses, E.R. Palatografia e melhoria da fala. J. Speech and Hearing Disorders 1939; 4:103-14.

80. Murray C G. "Anterior tooth positions in prosthodontics". Int J Am Dent Assoc. 1977; 22(2): 113-19.

81. Murrell G A. "Os problemas de conflitos funcionais entre dentes anteriores". J Prosthet Dent 1972; 27(6): 590-99.

82. Murrell G A., "Phonetics, function and anterior oclusion" (Fonética, função e oclusão anterior). J Prosthet Dent 1974; 32(1): 23-31.

83. Neiman G S,Simpson R K. Uma investigação cefalométrica roentgen do efeito da remoção da adenoide sobre medidas seleccionadas da função velofaríngea. J Cleft Palate 1975; 12: 377-79.

84. Parush A, Ostry D J. Movimento da parede lateral superior da faringe na fala. J Acoust Soc Am 1986;80(3):749-56.

85. Peterson S.J. Nasal emission as a component of misarticulation of sibilant affricates, J Speech and Hearing Disorders 1975;40:106-14.

ÍNDICE DE CONTEÚDOS